子宫颈癌检查质量保障及质量控制指南

主　编　魏丽惠　吴久玲

副主编　狄江丽　毕　蕙

主　审　张伶俐　宋　莉

编　委（以姓氏笔画为序）

毕　蕙　北京大学第一医院

任　力　中国人民解放军空军总院

刘　颖　国家卫生计生委妇幼健康服务司

苏穗青　北京市妇幼保健院

李金明　国家卫生计生委临床检验中心

吴久玲　中国疾病预防控制中心妇幼保健中心

何美懿　北京医院

狄江丽　中国疾病预防控制中心妇幼保健中心

沈丹华　北京大学人民医院

宋　波　中国疾病预防控制中心妇幼保健中心

张　询　中国医学科学院肿瘤医院

陈　汶　中国医学科学院肿瘤医院

赵　昀　北京大学人民医院

耿　力　北京大学第三医院

常志遂　中国中医科学院广安门医院

章文华　中国医学科学院肿瘤医院

潘秦镜　中国医学科学院肿瘤医院

魏丽惠　北京大学人民医院

人民卫生出版社

图书在版编目（CIP）数据

子宫颈癌检查质量保障及质量控制指南 / 魏丽惠，吴久玲主编 . —北京：人民卫生出版社，2015
ISBN 978-7-117-21881-8

I.①子… Ⅱ.①魏… ②吴… Ⅲ.①子宫颈疾病 – 癌 – 检查 – 质量 – 保障 – 指南 ②子宫颈疾病 – 癌 – 检查 – 质量控制 – 指南 Ⅳ.①R737.33-62

中国版本图书馆 CIP 数据核字（2015）第 305291 号

| 人卫社官网 | www.pmph.com | 出版物查询，在线购书 |
| 人卫医学网 | www.ipmph.com | 医学考试辅导，医学数据库服务，医学教育资源，大众健康资讯 |

子宫颈癌检查质量保障及质量控制指南

主　　编：魏丽惠　吴久玲
出版发行：人民卫生出版社（中继线 010-59780011）
地　　址：北京市朝阳区潘家园南里 19 号
邮　　编：100021
E - mail：pmph @ pmph.com
购书热线：010-59787592　010-59787584　010-65264830
印　　刷：北京画中画印刷有限公司
经　　销：新华书店
开　　本：710×1000　1/16　印张：7
字　　数：129 千字
版　　次：2015 年 12 月第 1 版　2018 年 1 月第 1 版第 6 次印刷
标准书号：ISBN 978-7-117-21881-8/R · 21882
定　　价：42.00 元

打击盗版举报电话：**010-59787491　E-mail：WQ @ pmph.com**
（凡属印装质量问题请与本社市场营销中心联系退换）

序

　　子宫颈癌是发病率和死亡率最高的女性生殖道恶性肿瘤,是目前唯一病因明确而且可以预防的癌症。我国每年子宫颈癌新发病例约8万人,约占世界子宫颈癌新发病例的12%,每年因子宫颈癌死亡的人数约为3万人,约占全球子宫颈癌死亡病例的8.6%,严重危害广大妇女的生命健康。目前,国际社会已将在适龄妇女中开展子宫颈癌检查作为预防和降低子宫颈癌发生的主要措施。

　　《中国妇女发展纲要(2011—2020年)》明确提出,"到2020年全国妇女常见病定期检查率达到80%以上",其中就包括子宫颈癌检查。为提高农村妇女的子宫颈癌早诊早治率,降低死亡率,保障广大农村妇女健康,自2009年开始,原卫生部、财政部和全国妇联联合开展了农村妇女子宫颈癌、乳腺癌(以下简称"两癌")检查项目,其中包括对35~64岁农村妇女免费进行子宫颈癌检查。截至2014年底,累计为4287万和613万农村妇女分别进行了子宫颈癌和乳腺癌免费检查,形成了从筛查、诊断到治疗、康复的"两癌"防治体系,促进了"两癌"等妇女常见疾病的早诊早治,强化了农村妇女自我保健意识,提高了全社会对妇女健康问题的关注度。

　　为进一步提高子宫颈癌检查的质量和效果,规范妇科检查、人乳头瘤病毒、宫颈细胞学、阴道镜、组织病理学检查以及对检查结果异常者的处理等技术服务,2015年在国家卫生计生委妇幼健康服务司指导下,中国疾病预防控制中心妇幼保健中心组织编写了《子宫颈癌检查质量保障及质量控制指南》(以下简称《指南》)。该《指南》基于国内外循证数据,经过国内相关领域知名专家多次论证编制而成。在此,对所有参加《指南》编写的单位和人员及给予关心和支持的同志们表示衷心的感谢。

袁耕

国家卫生计生委妇幼健康服务司司长

2015 年 12 月

前　言

目前在全球子宫颈癌仍然是严重威胁妇女健康的主要疾病之一。在世界范围内子宫颈癌已经成为继乳腺癌、直肠癌和肺癌之后女性发生率最高的第四位癌症，也是女性癌症第四位死亡病因。子宫颈癌可以通过接种 HPV 预防性疫苗、子宫颈癌筛查以及子宫颈癌前病变的诊断和治疗得到有效的预防。即使接种 HPV 疫苗的妇女仍然需要定期进行子宫颈癌筛查，因此子宫颈癌检查在预防子宫颈癌中起着举足轻重的作用。

子宫颈癌检查的目的是最大限度地对目标人群进行筛查，并确保对检查结果阳性或异常结果的人群进行相应的随访和治疗。很多国家的经验表明，通过系统的、高质量的、有组织的、覆盖广大人群的子宫颈癌检查可以显著减少子宫颈癌新发病例数和死亡率。其中，子宫颈癌检查的质量保障和质量控制对于检查效果就显得至关重要。

《子宫颈癌检查质量保障及质量控制指南》（以下简称《指南》）旨在为开展子宫颈癌检查项目工作的卫生行政部门和医疗保健机构医务人员提供规范的质量保障和质量控制标准和指标，帮助其了解子宫颈癌检查的质量保障要求，掌握质量控制相关指标及其标准，以便能够规范地开展子宫颈癌检查工作，并取得理想效果。

本《指南》介绍了子宫颈癌的流行状况及防控策略、中国农村妇女子宫颈癌检查项目实施情况、质量保障及质量控制的定义及应用，重点介绍了子宫颈癌检查组织管理、技术服务方面的质量保障和质量控制以及相关评价指标及标准。本《指南》内容实用，可操作性强，可作为各地开展子宫颈癌检查工作特别是督导质控的实用性指导工具。

参与本《指南》编写的专家都具有丰富的子宫颈癌检查临床工作经验，以及农村妇女子宫颈癌检查项目工作经验，在此向他们以及对编写给予支持的相关人员表示衷心感谢。同时，我们还要感谢联合国人口基金驻华代表处对本《指南》编写、出版给予的支持和帮助。

本书出版之际，恳切希望广大读者在阅读过程中不吝赐教，欢迎发送邮件至邮箱 renweifuer@pmph.com，或扫描封底二维码，关注"人卫妇产科学"，对我们的工作予以批评指正，以期再版修订时进一步完善，更好地为大家服务。

魏丽惠　吴久玲

2015 年 12 月

目　　录

第一章　子宫颈癌检查概述·······································1

  第一节　子宫颈癌流行状况·····································1

  第二节　子宫颈癌的防控策略···································4

  第三节　我国农村妇女子宫颈癌检查项目简介·····················9

第二章　子宫颈癌检查质量管理概述·····························14

  第一节　质量保障··14

  第二节　质量控制··17

第三章　组织管理质量保障和质量控制··························19

  第一节　工作机制··19

  第二节　服务队伍··20

  第三节　服务环境与设备·····································21

  第四节　监督指导··22

  第五节　信息管理··22

第四章　技术服务质量保障和质量控制··························24

  第一节　妇科检查质量保障和质量控制·························24

  第二节　醋酸和卢戈碘液染色肉眼观察（VIA/VILI）

        质量保障和质量控制·································32

  第三节　子宫颈细胞学检查质量保障和质量控制·················36

  第四节　HPV 检测质量保障和质量控制·······················42

  第五节　阴道镜检查质量保障和质量控制·······················46

  第六节　组织病理学检查质量保障和质量控制···················58

第七节　异常结果的管理……………………………………………62

第五章　质量控制及评价指标……………………………………………65
第一节　质量控制及评价的主要指标……………………………………65
第二节　质量控制及评价的主要指标说明………………………………67

附录

附录1　子宫颈/阴道细胞学 TBS 报告系统 …………………………87
附录2　子宫颈病理检查报告单 ………………………………………94
附录3　病理 HE 制片处理流程 ………………………………………95
附录4　常见子宫颈病变的病理诊断名称及描述 ………………… 100
附录5　第4版(2014年)子宫颈肿瘤分类 ………………………… 101

参考文献………………………………………………………………… 104

第一章 子宫颈癌检查概述

第一节 子宫颈癌流行状况

一、子宫颈癌的疾病负担

据国际癌症研究中心最新报道,全球范围内子宫颈癌新发病例为52.8万例,约占所有妇女癌症的12%,约有26.6万妇女死于子宫颈癌,占所有妇女癌症死亡的7.5%。子宫颈癌已经成为继乳腺癌、直肠癌和肺癌之后女性发生最高的第四位癌症,也是世界范围内第四位妇女癌症死亡的原因。并且,全球87%的子宫颈癌死亡发生在发展中国家[1]。据我国国家癌症中心在《中国肿瘤》2015年第1期发布的最新数据显示,我国子宫颈癌新发病例为8.8万,占全球新发病例的16.6%,约有2.3万妇女死于子宫颈癌,占全球死亡病例的8.6%。我国子宫颈癌死亡人数和新发病例之比为0.26,远远低于撒哈拉地区和其他发展中国家,但高于发达国家[1]。如果不加以干预,预计我国子宫颈癌新发病例将在2030年达到9.35万,在2050年达到18.7万[2]。

我国从新中国成立之初,就开始采取多种措施预防和控制子宫颈癌的发生,通过不懈努力,到20世纪80年代末和90年代初,我国子宫颈癌患病率下降了90%多,且早期子宫颈癌检出率增高,晚期子宫颈癌比例下降。但从21世纪开始,我国子宫颈癌的发病率却处于持续升高或徘徊不降的状态。据我国肿瘤登记年报显示,2003~2010年,我国子宫颈癌发病率增加了157.9%,死亡率增加了116.7%。并且,2009~2010年,发病率和死亡率均明显升高,分别由2009年的7.4/10万和1.6/10万,升高到2010年的9.8/10万和2.6/10万[3]。

从地域来看,2010年我国肿瘤登记年报显示,我国城市子宫颈癌发病率略高于农村,而死亡率低于农村地区,中部地区发病率与死亡率均高于东部地区和西部地区,在七大行政区中,华中、华南发病率较高,西南、华东最低[3]。从民族来看,维吾尔族(17.3/10万)、蒙古族(15.7/10万)和回族(12.3/10万)子宫颈癌死亡率明显高于全国水平。从发病年龄来看,全国子宫颈癌年龄别发病率在 25 岁之前处于较低水平,自 25 岁以后快速上升,45 岁达到高峰,之后逐渐下降。年龄别死亡率在 30 岁之前处于较低水平,30 岁以后迅速上升,死亡率随年龄的增长逐渐升高,在 85+ 岁达到高峰。不同地区年龄别死亡率的水平虽然有一定的差异,但总体趋势类同[3]。

二、子宫颈癌发病因素及自然病程

(一) 子宫颈癌的高危因素

1. **生物学因素及其辅助因素** 子宫颈鳞癌最初起因是由一种或者多种高危型人乳头瘤病毒(HPV)持续或慢性感染所致。研究表明,目前已经有 100 种 HPV 亚型,其中只有 40 种可以感染生殖道。根据可以导致癌症的危险性,将这 40 种 HPV 亚型又分为"高危型"和"低危型"HPV。低危型 HPV 如 6 和 11 型与癌症无关联,主要引起生殖道疣和子宫颈上皮内瘤变(CIN1)[4]。高危型 HPV 与子宫颈癌的发生密切相关,90% 的子宫颈癌与最常见的八种 HPV 高危亚型有关(HPV16、18、45、31、33、52、58 和 35)[5],其中 70% 的子宫颈浸润癌和 CIN3 以及 50% 的 CIN2 与 HPV16 和 18 相关[6]。感染 HPV16 和 HPV18 的妇女发生子宫颈病变的危险性分别是未感染者的 400 倍和 200 倍。尽管感染 HPV 是导致子宫颈癌的主要病因,但大多数妇女感染 HPV 后并不引发癌症。因为多数情况下,特别是对 30 岁前的年轻女性,HPV 多为一过性感染,人体会通过自身免疫将病毒清除。一般情况下,HPV 感染后,会在 1 年左右时间被清除,约有 90% 的 HPV 感染会在两年内被清除[7]。但如果 HPV 呈持续感染或重复感染,则患子宫颈癌的危险性就会有所增加[6]。目前,引起 HPV 感染持续存在并最终发展为癌的条件和辅助因素还尚不清楚,可能与以下因素有关:

(1) 与 HPV 相关的辅助因素:包括病毒的类型,是否为高危型 HPV;是否同时感染几种高危型 HPV;以及是否为高病毒载量[8]。

(2) 与宿主自身身体状况有关的辅助因素:

1) 免疫缺陷的患者(如 HIV 感染者):更易持续感染高危型 HPV,并且随着免疫抑制程度的增加,其感染 HPV 和发生癌前病变的危险性也增加,发生癌前病变的危险性是未感染 HIV 妇女的 2~6 倍;感染 HPV 后病情进展快,会比平均发病时间提前十年发展为浸润性子宫颈癌[8]。

2) 多产:生育 7 次以上的 HPV 感染阳性妇女发生子宫颈癌的危险性是无生育 HPV 感染阳性妇女的 4 倍[9]。并且,随着分娩次数的增加,发生子宫颈高度鳞状上皮内病变(HSIL)或癌症的危险性也会显著增加[10]。CIN3 与分娩 3 次以上显著相关[11]。

3) 过早性行为和多性伴:16 岁前有性行为的妇女发生子宫颈癌的危险性是 20 岁后才有性行为妇女的 2 倍[12],这是因为过早性行为和多性伴使得子宫颈对持续的 HPV 感染更易感[13]。

4) 食物和饮食习惯:流行病学调查结果显示健康饮食可以影响子宫颈癌的发生和发展。一些病例对照和前瞻性研究结果表明,饮食中富含 β-胡萝卜素、视黄醇、维生素 A、维生素 C、维生素 E 以及叶酸的妇女,患子宫颈癌前病变的几率会减少[14-16]。

(3) 外界的影响因素:

① 吸烟:很多病例对照研究结果显示吸烟与子宫颈癌 HPV 感染有显著相关性,随着烟草暴露的时间增加,患子宫颈癌的危险性也会显著增加[17]。在吸烟者中,对 HPV 自我清除能力也会有所降低[18]。戒烟后可以降低子宫颈病变的级别,但如果持续吸烟则会影响子宫颈病变的治疗,吸烟者子宫颈病变的治疗失败率是不吸烟者的 3 倍[19]。

② 长期使用口服避孕药:患子宫颈癌的危险会随着女性服用口服避孕药的时间增加而增加,女性如果服用口服避孕药物在 5 年以上,患子宫颈癌的危险性会翻倍。但如果一旦停用口服避孕药,危险性便又会降低[19]。但如果女性停用口服避孕药十年后,其患子宫颈癌的危险性将降低至与从未服用过口服避孕药妇女相同的水平[12]。

③ 生殖道感染:感染衣原体、奈瑟菌和疱疹病毒(HSV-2)的妇女患子宫颈癌的危险性是未感染者的 1.5~2 倍。

2. **遗传因素** 很多研究结果显示,*GSTM1* 基因多态性与子宫颈癌有相关性。一项 Meta 分析结果提供了非常强的证据表明 GSTM1 空白基因型与子宫颈癌的发展有关,并且这种相关性在吸烟者以及中国和印度妇女中更加显著[20]。

3. **社会因素** 大量的研究表明,妇女社会地位低、卫生条件差以及文化程度低等社会因素与子宫颈癌的发生密切相关[12,21,22]。贫穷成为妇女接受教育以及防治子宫颈癌最大的障碍。由于这些妇女人群对子宫颈癌的防治缺乏认知,低收入以及缺乏医疗保险等,使得子宫颈癌筛查参与率非常低。同时,在贫穷人群中,早育、多产、生殖道感染、营养缺乏等现象也非常普遍,这些均成为此人群发生子宫颈癌的高危因素[23]。

(二) 子宫颈癌的自然病程

1. **癌前病变的自然病程** 青春早期和育龄初期,当发生鳞状上皮化生时,感染的 HPV 病毒可以诱导新转化的细胞发生改变,病毒颗粒会整合到人体细胞的 DNA 中。如果病毒持续存在,则可能导致癌前病变,细胞失去正常生长的调控而发生癌变。从 HPV 感染发展到浸润癌需要较长的时间,如果不进行治疗,通常子宫颈轻度病变会经过 10~20 年(平均为 12 年)的自然演变过程发展为浸润癌[8]。有 60% 或更多的轻度病变会自然消退,只有大约 10% 在 2~4 年发展成为中、重度病变,其中一些中、重度病变病例可能不需要经过轻度病变这一过程。低于50%的重度子宫颈病变可发展成为浸润癌。详见表1-1。

表1-1　子宫颈癌前病变的消退、持续及发展状态

子宫颈病变	自然消退	持续状态	转变为 CIN3	转变为浸润癌
CIN1	60%	30%	10%	1%
CIN2	40%	40%	20%	5%
CIN3	33%	<55%		>12%

2. **子宫颈浸润癌的自然病程**　子宫颈浸润癌被定义为有异常细胞浸润突破基底膜侵袭至下面的致密纤维结缔组织。病变开始于微小浸润癌,进一步则可扩大浸润范围,侵袭到阴道、盆腔壁、膀胱、直肠甚至转移到其他器官。如果不及时治疗,几乎最终均会导致死亡。子宫颈浸润性进展有四种途径:

(1) 子宫颈范围内浸润,由微小浸润癌扩展,最终累及全部子宫颈,浸润面积可达到直径8cm以上。癌组织可溃烂,向外生长可形成肿物,向内侵袭可发生穿透。

(2) 向各个方向侵袭到邻近组织。向下可累及阴道,向上可扩展到子宫内,向两侧可侵袭到宫旁组织和尿道,向后可侵袭到直肠,向前可扩展到膀胱。

(3) 淋巴转移。有15%的病例当癌组织还局限于子宫颈内时,就已有盆腔淋巴结的转移。淋巴结转移首先局限在盆腔内,随后可沿大动脉淋巴结转移,最终达到副导管。如果癌组织累及到阴道下1/3,也可能会累及腹股沟淋巴结。

(4) 通过血液和淋巴液发生远处转移,可转移到肝脏、骨髓、肺和大脑等处。

第二节　子宫颈癌的防控策略

随着HPV预防性疫苗的问世,子宫颈癌的综合防治策略已经逐渐由从对育龄妇女的早期筛查、早期诊断和治疗的二级和三级预防,提前到了对无性生活的女孩或妇女进行HPV疫苗接种的一级预防,使得子宫颈癌的综合防治策略逐渐贯穿于妇女的一生。

一、一级预防:HPV 预防性疫苗的应用

目前,世界范围内有两种已经上市的HPV预防性疫苗,一种是针对HPV高危亚型16和18的二价疫苗,因这两种亚型的感染可以导致70%的子宫颈癌、80%的肛门癌、60%的阴道肿瘤和40%的外阴癌;另一种是针对HPV16、18、6和11亚型,因为90%的生殖器疣与后两种亚型有关。这两种疫苗目前

可以预防 95% 以上因上述 HPV 亚型所导致的感染,同时还可以对一些 HPV 罕见亚型所导致的子宫颈癌起到一些交叉保护作用。因此,采用这两种 HPV 疫苗,有助于减少子宫颈癌和癌前病变的发生,从人群接种的角度来考虑,子宫颈癌疫苗可以在全球范围内减少 2/3 的子宫颈癌的发生[24]。

但由于 HPV 预防性疫苗对初次性行为前的女孩或妇女才有较好的预防效果,并且它只能够预防 70% 的子宫颈癌发生,因此接种过疫苗的妇女仍应该进行子宫颈癌筛查;同时,由于其价格较昂贵,在经济欠发达地区仍然不能够普遍应用。因此,子宫颈癌筛查目前仍然是各国采取的最有效的预防子宫颈癌的措施。

二、二级预防:子宫颈癌筛查和癌前病变的诊断和治疗

(一) 子宫颈癌筛查

子宫颈癌筛查的目的是最大限度地对目标人群进行筛查,并确保对阳性或异常结果的人群进行相应的随访和治疗。

子宫颈癌筛查一般分为有组织的群体筛查和机会性筛查。有组织的筛查是用现有资源最大限度地对尽可能多的目标人群进行检查,因此通常是以项目的形式在国家或地区水平开展。机会性筛查是指当一个妇女由于其他原因到医院时接受的子宫颈癌筛查,因此这种筛查形式独立于有组织的或以某个人群为基础的项目筛查[8,23]。

发达国家的经验表明,有组织的人群筛查比机会性筛查花费少效率更高,能更有效利用现有资源来确保最大多数的妇女受益,经过系统计划的高质量的筛查项目可以显著减少子宫颈癌新发病例数和死亡数。但如果质量控制较差、目标人群覆盖率低、对某些低危人群过度重复筛查、失访率高和异常结果治疗率低,则无论是有组织的人群筛查还是机会性筛查均将会失败[8,23]。

子宫颈癌筛查年龄和间隔在不同国家和地区的子宫颈癌筛查项目中并不一致。由于在 25 岁以下妇女中子宫颈癌发生率非常低,因此多数国家的子宫颈癌筛查开始年龄选择在 25 岁以上。WHO 建议在 30 岁以上的妇女中开始筛查,如果国家项目已经覆盖全国所有 30 岁以上的妇女,也可以考虑更年轻的妇女加入筛查,而年龄不应低于 25 岁[8]。尽管一些国家子宫颈癌筛查终止年龄为 65~70 岁,但目前已经有充足的证据表明,如果对 35~64 岁的妇女每 3~5 年进行一次子宫颈细胞学检查可以有效地降低子宫颈癌的发生率和死亡率,因此,WHO 建议如果前 2 次子宫颈涂片结果为阴性,则 65 岁以上的妇女无需再进行子宫颈筛查。同时 WHO 建议 3 年一次筛查与 1 年一次筛查同样有效,在资源有限的情况下,5~10 年筛查一次甚至仅在 35~45 岁终身筛查一次也会明显降低子宫颈癌的死亡率。对任何年龄,WHO 都不推荐每年进行一

次筛查[8]。

任何一种好的筛查方法均应满足准确、重复性好、价格低廉、操作简单、容易随访、接受性好以及安全的特性,因此目前最常见的子宫颈癌筛查方法主要包括:细胞学检查(传统巴氏涂片和液基细胞检查)、HPV 检测以及肉眼观察(醋酸或碘染色)。但每种筛查方法均有其优缺点。详见表 1-2。

表 1-2　不同子宫颈癌筛查方法优缺点比较[8,25]

筛查方法	优点	缺点	现状
传统巴氏涂片	• 历史悠久 • 世界范围内被广泛接受 • 可以永久保存检查结果 很多地区已经具有相应的检查能力 • 在现有基础上适当进行培训和投资就可有成效	• 不能立刻获得结果 • 需要与妇女沟通检查结果并进行随访 • 需要将运输标本运送到实验室 • 需要实验室质量保障	• 19 世纪 50 年代后被许多国家所采用,我国也在 20 世纪 50 年代引入这种方法开展子宫颈癌筛查,并取得了一定的成效 • 很多发达国家开展的以巴氏涂片为基础的子宫颈癌筛查项目已经减少了子宫颈癌的发病率和死亡率
液基细胞检查(LBC)	• 很少有不充分或不满意的涂片需要重新采样 • 阅片耗时较少 样品可用于 HPV 检测	• 不能立刻获得结果 • 需要运送标本 • 设备和耗材均较传统巴氏涂片昂贵 • 需要实验室质量保障	• 在一些发达国家已经作为筛查项目的初筛方法
HPV DNA 检测	• 标本采集简单 • 自动化处理 • 可与细胞学检查联合使用提高敏感性,但费用也会增加 • 阴性结果意味着无 HPV 感染相关疾病 • 结果可以永久保存 • 35 岁以上妇女特异性高	• 不能立刻获得检查结果 • 费用高 • 实验室要求严格,需要运送标本 • 年轻妇女特异性较低,容易导致过度治疗	• 已经在一些发达国家用于辅助细胞学检查的筛查方法 • 低费用的 care HPV 检测方法已经上市
肉眼观察(VIA/VILI)	• 相对简便,费用低廉 • 可以立刻获知结果 • 人员经短期培训即可进行检查 • 设备简单	• 不同检查者间结果差异较大 • 特异性低,容易导致转诊率高和过度治疗 • 检查结果不能保存 • 不适用于绝经后妇女 • 缺乏客观的标准 • 检查者需要反复培训	• 在一些欠发达地区已经证实有效

（二）子宫颈癌前病变的诊断和治疗

经上述筛查方法筛出的所有结果阳性或异常的妇女都需要接受进一步检查以便明确诊断。而诊断子宫颈癌或癌前病变的金标准是阴道镜指导下活检后进行的组织病理学诊断。

阴道镜检查是用阴道镜对子宫颈、阴道及外阴的检查，可以用于视觉上评价癌前病变和癌的病灶，帮助确定病变范围，指引表明异常区域的活检，同时辅助进行冷冻和高频电刀环切术(LEEP)治疗。但阴道镜不应作为筛查工具[8]。

由于CIN2和CIN3都可能持续存在并最终可能发展为浸润癌，因此，所有活检证实为CIN2或CIN3的患者均应接受治疗。CIN1更倾向于自然消退，这样的患者一般可以每6个月进行一次随诊，包括进行阴道镜检查和细胞学检查，直至病灶消退或疾病有进展。在大多数情况下，癌前病变患者可以在门诊使用相对无创的方法进行治疗，如进行物理治疗或LEEP。对于无法用这些方法治疗的病灶，可以选择住院进行冷刀锥切(CKC)。不应使用全子宫切除术来治疗癌前病变，以免出现治疗过度，或遗漏浸润癌而治疗不足。

癌前病变的治疗方法选择一般取决于医务工作者的能力、治疗费用、不同方法的利弊以及病变的范围和位置。癌前病变治疗方法一般包括破坏性的方法(物理治疗)和切除性的方法(手术切除异常组织)，如LEEP和冷刀锥切[8]。物理治疗是治疗癌前病变最简单且费用最低的治疗方法，它可以在任何级别的医疗保健机构进行，而且大多数经过培训并熟练掌握盆腔检查的医务人员都可以在门诊完成治疗。当病变范围过大或累及子宫颈管以及需要组织取材时，应选择LEEP[8]。但LEEP操作者必须经过良好的培训，有资格认证，能够识别和处理术中和术后并发症，因此LEEP最好在具备能够处理术后并发症和不良反应条件的医疗保健机构开展。对不宜门诊手术或确诊为原位腺癌或不除外子宫颈浸润癌的患者推荐使用冷刀锥切。冷刀锥切术者必须具备外科手术技能，并经过培训，能够识别并处理并发症[8]。不同治疗方法优缺点比较，详见表1-3。

表1-3　不同治疗方法优缺点比较[8]

	优点	缺点
物理治疗	• 小病灶治愈率较高(86%~95%) • 设备简单，价格便宜 • 只要经过培训的医务人员均能胜任，培训仅需几天 • 在门诊即可开展 • 手术时间短(大约15分钟)	• 较大范围病变有效率略低(一年治愈率不足80%) • 无组织学检查标本 • 需要有持续的CO_2和N_2O供应 • 治疗后水样分泌物较多，且持续时间长

续表

	优点	缺点
物理治疗	• 不需麻醉 • 不需用电 • 并发症及不良反应少	
LEEP	• 治愈率较高(91%~98%) • 可以获得组织学标本以排除浸润癌 • 并发症少 • 门诊即可开展 • 手术时间短(5~10分钟),操作简单 • 在即查即治中诊断和治疗可以同时治疗,将治疗范围最大化	• 需要强化训练 • 术后出血发生率较高,约2% • 需要有较为复杂的设备 • 需要有电力保障 • 需要局部麻醉
冷刀锥切	• 治愈率较高(90%~94%) • 手术边缘未经烧灼,有利于评价病灶是否被完全切除	• 需要住院和手术室 • 需要腰麻或全身麻醉 • 术者需要高度熟练 • 可能会发生出血、感染、子宫颈狭窄、子宫颈功能不全或生育能力降低等术后并发症

三、三级预防:子宫颈浸润癌治疗

根据子宫颈浸润癌的临床分期,要对患者进行个体化治疗,首选治疗方法包括手术治疗或放射治疗,或者联合治疗。化疗一般不作为首选治疗,但可以与放射治疗同时进行。

手术治疗一般包括子宫颈切除术、单纯子宫切除术、广泛性全子宫切除术以及双侧盆腔淋巴结清扫术或淋巴结切除术。放射治疗根据放射源相对患者的位置分为远距离放射治疗和近距离放射治疗。有效的放疗方法依赖于盆腔的远距离放疗和阴道内的近距离放疗相结合。

即使具备最好的预防和筛查措施,也会有妇女被诊断为晚期子宫颈癌,或病情即将发展为晚期,因此需要给予医疗和情感的支持以及疼痛控制。因此,姑息治疗便成为子宫颈癌控制的重要组成部分。其目的是通过对患者的情感支持、症状控制、临终关怀和善后关怀等措施来帮助避免晚期子宫颈癌患者及其家属遭受不必要的痛苦,以提高其生活质量。

第三节 我国农村妇女子宫颈癌检查项目简介

我国农村妇女子宫颈癌检查项目是国家妇幼重大公共卫生服务项目的重要组成部分,由国家卫生和计划生育委员会(简称国家卫生计生委,原卫生部)、财政部及全国妇联三部委合作,利用中央财政专项补助经费,从 2009 年开始在全国 31 个省内广泛开展。

项目实施的第一周期(2009~2011 年),覆盖面达 221 个项目县。项目目标提出三年为 1000 万 35~59 岁的农村妇女提供子宫颈癌免费检查。检查内容包括:妇科检查(包括盆腔检查及阴道分泌物湿片显微镜检查/革兰染色检查)、子宫颈脱落细胞巴氏涂片或 VIA/VILI(仅限于资源匮乏、没有子宫颈脱落细胞检查条件的地区使用)、对子宫颈脱落细胞检查或 VIA/VILI 结果可疑或异常者进行阴道镜检查以及对阴道镜检查结果可疑或异常者进行组织病理学检查。第二周期(2012~2014 年)项目目标提出每年分别为 1000 万和 120 万 35~64 岁的农村妇女提供子宫颈癌和乳腺癌免费检查,子宫颈癌检查项目县增加到了 2014 年的 1190 个,并于 2014 年在 28 个省 130 个项目县开展了 HPV 检测试点项目,在试点地区率先使用 HPV DNA 检测与细胞学检查作为初筛方法,以提高试点地区的筛查效果。由于子宫颈癌检查项目中使用的检查方法不同,因此具有不同的检查流程,详见图 1-1~ 图 1-3。

为提高项目信息管理质量,及时掌握项目工作动态,做好项目数据的收集、管理和分析,确保项目信息的及时性、准确性和完整性,2010 年国家卫生计生委委托全国妇幼卫生监测办公室开发了重大公共卫生服务项目妇幼卫生项目信息系统管理软件开发与维护,委托中国疾病预防控制中心妇幼保健中心负责对汇总数据进行管理、审核、统计和分析,并将分析结果上报国家卫生计生委妇幼健康服务司。并于同年 8 月正式启动。

2012 年 8 月,国家卫生计生委妇幼健康服务司取消了项目相关信息纸质报表,并统一采用妇幼重大公共卫生服务项目信息网络直报系统录入上报相关信息。同时要求各报送单位应当及时完成基本数据信息的录入及上报;各级卫生行政部门/妇幼保健机构均要在规定的时限内对自己权限范围内的数据进行数据浏览、查询、审核和统计后,通过网络直接将数据上报到全国妇幼卫生监测办公室。

通过农村妇女子宫颈癌检查项目的实施,经过不断探索,各地已逐步建立了以县级妇幼保健机构为筛查主体,其他医疗保健机构积极配合,卫生和妇联协同工作共同参与的"两癌"筛查模式。很多地区还建立了有效的随访追踪制度,出台了相关的救治政策,从而建立了有效的子宫颈癌防控网络,为进一

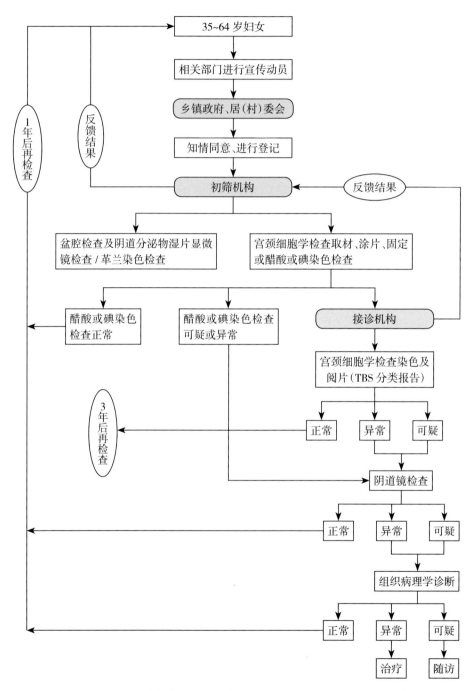

图 1-1　子宫颈癌检查项目工作流程图(非 HPV 检测试点地区使用)

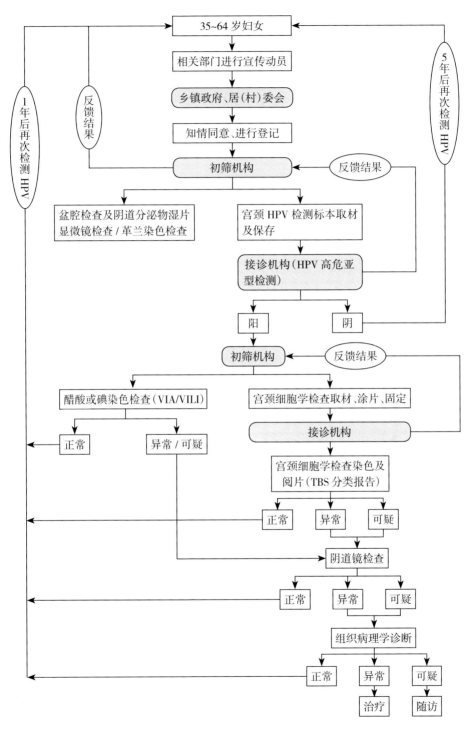

图 1-2　HPV 检测试点项目 HPV 高危亚型检测工作流程图

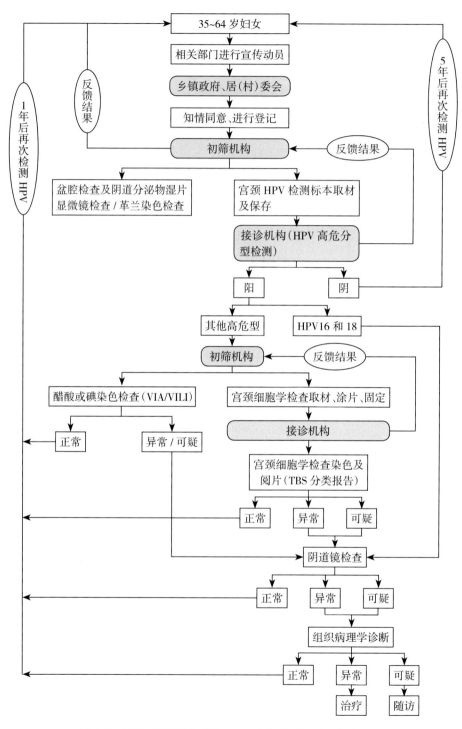

图 1-3　HPV 检测试点项目 HPV 高危分型检测工作流程图

步实施和扩大项目奠定了坚实的基础。经过六年农村妇女子宫颈癌检查项目的实施,2009~2014年共完成4272万名农村适龄妇女子宫颈癌检查,共检出子宫颈浸润癌及癌前病变60 057例,并且90%以上的患病妇女得到了早诊早治。

但由于作为我国子宫颈癌检查项目服务主体的妇幼保健机构在部分地区仍面临着机构建设滞后,基础设施条件差,服务网络不够健全,阴道镜、细胞学和病理专业人才短缺的现象,影响了子宫颈癌检查服务质量。因此,提高子宫颈癌检查服务质量将对项目的有效实施起着至关重要的作用。

第二章 子宫颈癌检查质量管理概述

对子宫颈癌检查质量进行严格管理,可以促进检查工作的良性运行,获得高质量的工作效益及检查效果,实现服务人群利益的最大化。质量管理包括质量保障和质量控制两部分。

第一节 质量保障

一、定义

质量保障(quality assurance,QA)是指通过制定、运用一套整体的管理机制(系统)来确保提供高质量的服务。质量保障可以为子宫颈癌检查质量提供基本保障,能够促进子宫颈癌检查工作顺利、持续的实施。

二、基本要素

质量保障涉及组织结构和网络、资金投入、能力建设、社会动员等基本要素。

(一) 组织结构和服务网络

1. **组织结构** 子宫颈癌检查工作要得到相关政策承诺,纳入卫生事业发展整体规划中,成为重要的惠民工程。各级卫生计生行政部门、妇幼保健机构是辖区内子宫颈癌检查工作的组织管理及技术指导部门。

2. **部门协作** 管理机构要与相关部门密切合作,明确职责,建立机构间联系与沟通机制,开展健康教育、救助等活动。与子宫颈癌检查工作相关的部门,既包括系统内部的各级医疗保健机构,也包括系统外的妇联、民政、宣传等政府机构。

3. **服务网络** 子宫颈癌检查服务网络一般基于已有的公共卫生和医疗服务网络。子宫颈癌初筛机构及进一步检查医疗机构应各司其职,既分工又合作;制定区域内合理转诊、随访等工作流程。

（二）资金支持与后勤保障

资金支持及后勤保障可以促进子宫颈癌检查工作持续开展,提高检查的可及性和公平性。

1. **资金支持**　资金的到位和使用需要得到有关部门的配合与支持。做好资金预算并积极筹资,资金可来源于中央财政、地方各级财政、社会筹资等多种渠道。制订资金补助支持方案和标准,计划使用,提高资金的利用率。资金管理机构应在规定时间内完成资金逐级拨付。各使用机构应对到位资金进行严格管理,建立专账,专款专用。

2. **物资、设备和消耗品供应**　依据服务内容需求,确定所需物资和必要设备。配备设备、物品、耗材要与服务量相匹配并功能齐全,保证持续供应。

3. **后勤保障**　服务场所应该是能够满足检查工作需要,区域划分合理,并能够考虑保护受检者隐私;提供必要、便捷的交通设施以保证检查、随访等工作及时、顺利完成。

（三）服务队伍能力

子宫颈癌检查服务需要大量有资质、有能力的服务机构以及人员承担。服务人员需要得到持续性的培训,不断提高检查质量。

1. **服务机构**　承担子宫颈癌检查服务的医疗机构,应该持有医疗机构执业许可证,并具有开展检查的服务能力,具备检查需要的房屋等基本设施、与承担任务相匹配的检查设备以及服务队伍。

2. **服务队伍**　服务团队由多学科专业及管理人员组成,分配适宜的检查任务。团队中应配备高年资医师。所有服务人员要获得执业医师许可证,具有相应的专业背景。

3. **人员能力建设**　制订培训计划,编写培训教材,有针对性地持续开展专业培训。培训内容包括专业技术及管理技能。培训应覆盖所有从事子宫颈癌检查的相关人员。对子宫颈细胞学、阴道镜、组织病理学检查等关键岗位人员要进行技能培训,要有计划地安排进修、轮训,以确保检查人员知识更新、操作规范。

（四）工作方案及工作标准

制订子宫颈癌检查工作方案、计划和可行的制度,严格执行各类检查标准,是规范子宫颈癌检查工作,确保质量的必要条件。

1. **方案与计划**　以国家有关法律法规、规章制度及技术标准为基础,制订子宫颈癌检查工作方案及年度工作计划,明确应该获得检查的适龄人群、适宜的检查方法等管理要求。

2. **制度/流程**　制定子宫颈癌检查服务制度和工作流程,特别要制定可疑及异常病例管理制度和随访流程、各级转诊制度及结果反馈流程、信息管理制度和收集上报流程以及各项检查技术质量控制制度和标准等。

（五）社会动员

开展广泛社会动员、多渠道的健康教育，可以提高服务对象及全社会对预防子宫颈癌防治知识知晓率，促进广大适龄妇女主动接受检查；提高结果异常妇女进一步检查的比例。

1. **广泛社会动员**　管理机构要主动与相关部门（妇联、各类媒体等）联合，开展面向社会的宣传动员活动。发挥各部门优势，充分利用广播、电视、网络、报刊、折页、广告牌等多种形式，广泛开展子宫颈癌检查相关政策宣传和防治知识普及，引导群众主动、自觉接受检查，建立健康文明的生活方式。

2. **检查与宣传相结合**　各医疗保健机构应将子宫颈癌检查与医疗、妇女保健等常规工作有机结合。在育龄妇女就诊时主动进行子宫颈癌检查的咨询；利用国家妇幼保健三级服务网络，普及子宫颈癌检查科学知识。

（六）督导评估

督导评估是掌握检查工作进度、发现问题、提出对策的有效措施。督导评估包括现场督导评估和运用信息系统的在线评估。

管理部门牵头组织督导评估工作。督导评估可以大致分为三种方法：①上级机构现场督导评估：可采用内部评估、外部评估、专项评估等多种方式。督导前需要成立由多学科专家及行政管理人员组成的质量督导评估组；制订评估方案，明确督导评估目标、内容、方法以及质量评价。依据上一级管理部门要求，结合本地具体情况，确定现场督导频次并定期开展。②服务机构自查：所有承担子宫颈癌检查服务的医疗保健机构，应按照既定的督导评估方案定期开展自查。③在线督导评估：利用数据信息，及时反馈检查情况，进行在线评估并进行服务质量实时监测。

（七）数据信息系统

信息系统建设需要政府主导进行整体规划，给予持续资金投入，实现数据信息互联、共享。数据信息系统通常由机构、人员、设备和指标四个基本要素组成，数据信息系统涉及数据收集、管理和利用环节。

1. **数据收集**　数据收集工具包括填报纸质表册和在线信息录入系统等。制定统一的子宫颈癌检查各类登记册、个案登记表、异常/可疑病例随访登记册等；配置功能完备的计算机及打印传送数据功能的硬件设备，以及开发可持续进行数据录入及上报的信息软件系统，确保数据及时收集。制定完善的数据信息收集流程，应用信息系统进行网络直报。

2. **数据管理**　明确数据管理机构及相关部门，子宫颈癌检查服务信息管理部门多由辖区妇幼保健机构承担，机构内应设置信息科，负责数据信息日常管理；结合工作目标和内容，建立质量控制和质量保障指标体系，规定各项指标含义、来源；明确数据信息收集范围；建立数据信息相关考核制度，加强数据信息的收集、报告、审核、管理及质量控制。加强数据信息相关人员队伍建设（数据信息相关人员包括服务、统计、计算机、管理等人员），明确分工，加强培训，帮助树立质量第一意识。

3. **数据利用**　提高数据管理人员对数据信息的分析、利用及管理能力。实现区域内相关信息系统，如妇幼卫生年报、重大公共卫生信息系统、全国肿瘤监测等网络信息共享、利用。建立数据分析和反馈制度，使数据成为评价子宫颈癌检查服务的重要依据。

第二节　质量控制

一、质量控制定义

质量控制（quality control，QC）（以下简称质控）指运用一系列的测量方式，对某些人或机构的工作质量进行检查的过程。质量控制大致可分为质量监督和质量评估。质量监督能够实时促进工作进度，及时了解工作或服务的优势与不足，指导及规范筛查技术。质量评估则是通过评估工作计划的执行力度，掌握工作进展及效果，为制定并调整工作策略提供依据。

二、质量控制条件

（一）制订质控计划和方案

制订合理的质控计划和方案，是实现质控目的并确保质控顺利实施的关键。计划或方案一般由行政管理机构制订，可以依据国家或地区的工作方案、工作进度要求以及本地区或机构上一年度质控和评估结果、系统数据信息等结果参数进行制订。制订的方案和计划要及时通告所有工作执行机构。

（二）确定质控测量工具

质控测量工具，主要包括质控标准和质控指标等。

1. **质控标准（standard）**　是以最清晰和客观的方式定义一项工作、服务或技术需要达到的级别或水准。质控标准要基于科学证据和实践经验，可以依据已有的技术标准、规范或实际情况制定，也可以由专家共同制定。子宫颈癌检查质控标准，可以分为管理标准、环境标准、设备标准、技术标准、信息标准等。

2. **质控指标（indicator）**　是质控的测量工具。根据子宫颈癌检查工作内容，可以将质控指标分为管理质控指标（包括与子宫颈癌检查及覆盖、随访和治疗相关的指标）和服务质控指标（包括与子宫颈癌检查初筛、诊断服务相关的指标)。根据子宫颈癌检查工作的整体实施情况,可以将质控指标分为过程指标、结果指标和影响指标。详见第五章"质量控制及评价指标"。

（三）编制质控手册

质控手册是为便于质控人员掌握质控标准而开发编制的工作手册/工具。质控手册至少应该包括质控项目、质控内容、质控标准、质控方法、质控评分、质控结果等工作。其中质控内容又可以区分为:组织管理、能力建设、各类检查措施实施、工作指标实现等基本环节。

（四）成立质控队伍

质控需要由一支经验丰富的专家队伍来完成,常称质控专家组。子宫颈癌检查专家组,应该由妇女保健、妇科临床、细胞学、阴道镜、检验、病理等多领域专家组成,还可以增加流行病与卫生统计、信息管理及卫生事业管理等专业人员。专家应该来自承担子宫颈癌检查任务的各级各类医疗保健机构。

（五）确定质控方法

1. 根据质控信息的来源,分为现场质控和在线质控。现场质控是最常用、最客观的质控方法。根据质控要求,确定质控流程。基本流程包括:听取汇报、座谈、现场观察、考核、查阅资料等环节。在线质控亦称实时质控,指利用信息系统收集的数据,对工作执行情况进行及时监控。在线质控的优势在于及时、快捷,需要信息人员及时录入、审核、上报。

2. 根据质控目的和性质,分为内部质控和外部质控。内部质控系指管理者和执行者经常性地对本地区或本机构的工作进展、执行情况进行自查。内部质控是任何一个工作在执行过程中,为确保质量而实施的常规活动。外部质控可由特别选择的外部人员或外部团队来进行质量控制,可以使质控更加客观、科学、公正。

第三章 组织管理质量保障和质量控制

子宫颈癌检查项目组织管理的质量保障和质量控制,多采用现场调查等方式。其内容至少包括工作机制建立、服务环境及条件保障、服务队伍建设、信息收集、监督评估等方面。

第一节 工 作 机 制

一、工作领导小组

(一) 工作领导小组的要求

子宫颈癌检查项目工作领导小组由卫生计生行政部门、技术管理部门共同组成。负责子宫颈癌检查的组织管理,适时制定相关政策,为子宫颈癌检查工作开展提供支持性环境。在检查工作开展初期阶段,建立有效工作机制尤为重要。

(二) 工作领导小组的质量控制

1. **质控标准** 子宫颈癌检查项目的工作领导小组应以政府为主导,且领导小组成员应分工明确,职责清楚。

2. **质控方法** 通过汇报座谈,查阅相关资料文件,了解政策下达情况,是否建立工作领导小组,领导成员的名单组成,各成员的职责分工情况等。

二、技术指导组

(一) 技术指导组的要求

子宫颈癌检查项目工作的技术指导组,应由负责管理的部门牵头组成,负责督导质控以及人员培训等工作。专家组成员由辖区妇幼保健机构、地区高级别综合医院的专家组成。专家应来自妇产科、妇女保健科、阴道镜、检验科、病理(细胞)科等多个专业领域。

(二) 技术指导组的质量控制

1. **质控标准** 子宫颈癌检查项目的技术指导组成员应来自不同的医疗

保健机构,且为多学科、多领域的。

2. **质控方法**　通过查阅相关资料文件中技术指导组成员名单,以及当地举办的培训和督导记录了解技术指导组的人员构成和工作内容。

三、多部门合作

(一) 多部门合作的要求

子宫颈癌检查项目工作应聚合更多政府资源,获得社会广泛关注。合作部门应包括财政、社区、妇联、广电等,同时各部门间应职责明确,合作开展相关活动。

(二) 多部门合作的质量控制

1. **质控标准**　合作部门应为多个政府部门,同时各部门有各自的职责要求。

2. **质控方法**　通过查阅相关文件,了解各部门活动记录。

四、相关政策、方案

主管工作的行政部门参照国家方案,出台相关政策。包括工作实施方案、质控方案及工作规划或计划。

1. **质控标准**　方案有针对本地区特点、需要提出的要求和对策,能够根据工作进展及时完善和修订。质控方案具有可操作性、时效性。

2. **质控方法**　查阅档案文件。

五、服务制度及流程

结合辖区特点制定工作制度和工作要求,建立各项服务制度及服务流程。

1. **质控标准**　服务制度及流程齐全,如子宫颈癌检查登记制度、异常病例管理制度、检查结果反馈制度等。流程包括:检查流程、异常病例转诊流程和随访流程、检查结果反馈流程等。制度有针对性、可操作,流程合理、便捷。相关人员知晓制度和流程的规定。

2. **质控方法**　查阅制度和流程,询问相关人员。

第二节　服务队伍

一、数量及资质

子宫颈癌检查项目团队应该由各相关专业领域人员组成,能够承担检查任务。

1. **质控标准**　人员数量与任务数量相匹配,所有人员具有执业医师许可证,有专业背景,有高年资的学科带头人。

2. **质控方法**　查阅证书等资料,现场考核。

二、人员培训

开展逐级培训,不断扩大培训覆盖面。所有人员需要接受工作方案、工作要求及专业技术培训。

1. **质控标准**　培训对象符合要求,包括覆盖人员数量以及成员来自的机构;培训教材内容齐全;师资符合要求;培训方式合理;相关人员能够掌握相关专业知识,承担检查工作。

2. **质控方法**　查看培训档案,现场考核。

三、服务能力（详见第四章"技术服务质量保障和质量控制"）

为适龄妇女提供检查服务。按照本辖区制定的服务流程实施。目前服务流程包括细胞学检查 - 阴道镜 - 病理检查流程及 HPV 检查 - 细胞学检查 - 阴道镜检查 - 组织病理学检查流程。

1. **质控标准**　服务对象年龄、检查时期适宜;检查人员熟练各种检查方法的适应证并操作规范,异常病例及时随访、处理正确。

2. **质控方法**　询问服务人员、现场考核。

第三节　服务环境与设备

一、服务环境

检查机构要为接受检查的妇女提供适宜的服务环境,设置候诊、接诊、检查区域。

1. **质控标准**　各服务区域面积与服务人群相适应,便捷通畅;检查室清洁、符合医疗机构预防院内感染要求;有保护隐私的设施。

2. **质控方法**　现场观察。

二、服务设备

根据开展的服务项目要求,设置相关设备,包括办公、检查设施设备,防护设备以及其他耗材、物品等。

1. **质控标准**　检查设备至少包括宫颈细胞学检查、阴道镜、病理检查和（或）HPV 检测所需要的各类设备和物品。设备功能齐全,处于功能状态;接受年检有标记;大型设备有专人管理和维护(详见第四章"技术服务质量保障和质量控制")。物品耗材持续供应。

办公设备包括:办公桌椅、电脑、资料柜、健康教育设施和材料等。

2. **质控方法**　现场观察。

第四节　监　督　指　导

主要指现场督导。督导内容包括组织工作进度、组织管理、检查服务、指标完成、取得的成绩和存在的问题。

1. **质控标准**　有开展督导的计划、预算、具体实施方案;完成计划内的现场监督指导;有具体督导以及现场指导内容,有各级督导反馈报告。

2. **质控方法**　查阅质控记录。

第五节　信　息　管　理

子宫颈癌检查信息包括纸质信息以及计算机系统收集的数据信息。信息管理包括收集、整理和上报等各个环节。

一、纸质信息

纸质信息包括文件资料、服务情况、检查方法应用、异常病例管理等信息。收集信息的载体为各类档案、登记表册、个案卡及汇总报表等。

1. **质控标准**　有专人负责信息的收集、报告与管理;资料建档并管理;各类原始登记、记录完整,保存完好;有质量控制流程。

2. **质控方法**　查看各类档案。

二、数据信息

数据信息管理涉及机构、人员、设备和指标。

质控标准:上报数据完整、准确、及时;有登记、录入与审核等质量控制的制度;机构、设备、人员和指标符合要求。

(1) 机构要求:由管理机构指定。机构内设信息科,由接受培训的专人负责,配备满足工作需要的计算机等设备,具有辖区内信息收集、整理和上报的制度和流程。

(2) 设备要求:具备电脑及打印设备,网络通畅,内存充足,能保障数据信息能够及时录入网络直报系统;并能够支持相关办公软件及统计分析软件有效运行。配置打印设备,方便档案管理。

（3）人员要求：信息管理机构应指定专人负责信息的收集、整理、核实、录入、上报和统计分析等工作。信息管理人员接受过培训，计算机操作熟练，掌握各项工作指标定义、计算，具有数据统计和分析能力。

（4）指标要求：按照国家工作方案的要求，制定符合本地工作需要的指标，主要包括数据上报质量、任务完成情况及服务质量。指标制定应可行、可操作。具体见表 3-1。

表 3-1　信息管理指标及要求

指标	定义	公式	要求
数据上报质量			
完整率	抽查的全部表格中没有漏填项目的表格所占的比例	$完整率 = \dfrac{填写完整的表格数}{抽查表格总数} \times 100\%$	>95%
及时率	按照要求时限录入的表格所占全部表格的比例	$及时率 = \dfrac{按时录入的表格数}{表格总数} \times 100\%$	100%
填写错误率	抽查的全部表格的全部项目中填写错误的项目所占的比例	$填写错误率 = \dfrac{填写错误的项目数}{抽查表格的项目总数} \times 100\%$	<1%
录入错误率	抽查的全部表格的全部项目中网络报表与原始表格填写不同的项目所占的比例	$录入错误率 = \dfrac{录入错误的项目数}{抽查表格的项目总数} \times 100\%$	<1%

第四章　技术服务质量保障和质量控制

第一节　妇科检查质量保障和质量控制

妇科检查主要为盆腔检查,同时还包括在妇科检查时进行子宫颈癌筛查及生殖道感染检查的取材。妇科检查的质量保障和质量控制内容应包括检查设备、人员、制度以及检查流程和操作等多方面。

一、检查设备与物品

（一）设备与物品要求

1. **盆腔检查**　妇科检查床、照明设备、一次性或高温消毒的妇科检查器械(阴道窥器、手套、臀垫)、器械台、消毒剂、生理盐水、载玻片、无菌敷料(棉球、长棉签、纱布)、无菌镊子、洗手设施和消毒液或肥皂、污物桶、垃圾桶、黄色医用垃圾袋等。

2. **生殖道感染检查**　湿片所需检查物品:长棉签及小试管／载玻片、生理盐水、吸管、显微镜、精密 pH 试纸(pH3.8~5.4)、10%KOH 或 BV 快速试剂盒等。

3. **子宫颈细胞学检查取材**　子宫颈细胞取样器、子宫颈细胞学涂片检查物品(载玻片、载玻片架、载玻片盒、95% 酒精)和(或)子宫颈液基细胞学检查物品(液基细胞学检测样本收集瓶及保存液),标记编号用的记号笔。

4. **HPV 检查取材**　子宫颈细胞取样器,细胞保存液,标记编号用的记号笔。

（二）设备质控

1. **质控标准**　具备上述盆腔检查、生殖道感染检查、子宫颈细胞学检查和(或)HPV 检测需要的各种设备、物品及试剂。

2. **质控方法**　现场观察是否具备相应检查所需设备、物品和(或)试剂,试剂配制、保存是否正确,试剂是否在保质期内。

二、检查人员

(一) 人员能力要求

1. **筛查医师** 从事妇科临床工作 3 年及以上,具有高年住院医师或以上职称。

2. **主诊医师** 应从事妇产科临床工作 5 年及以上,具有主治医师或以上职称,负责汇总资料,核对结果,作出诊断,并提出进一步处理意见。

上述医师均在近 3 年参加过上一级单位举办的相关培训并通过考核,能够熟悉并掌握筛查流程、管理规范及妇女常见病防治技术操作规范。

3. **护士** 要求持证上岗,医护配比 1∶1 或 2∶1。

4. **每日工作量** 每日按筛查对象数量以及检查内容配备相应数量的医务人员和检查设施,每位医生每天检查人数不超过 80~100 人次。

(二) 人员质控

1. **质控标准** 提供相关服务的人员应符合上述人员能力的要求,医护配比合理,每日工作量不应超过上述要求。

2. **质控方法** 现场询问和观察。

三、检查环境

(一) 环境要求

环境整洁,物品摆放整洁有序,有良好的通风、消毒、照明、冷暖条件,确保检查在保护隐私的情况下进行。

(二) 环境质控

1. **质控标准** 环境符合上述要求。

2. **质控方法** 现场观察检查环境是否符合条件,有无需要改进的地方。

四、相关制度

(一) 制度要求

1. **信息管理制度**

(1) **个案管理制度**

➤ **建立个案登记**:检查前为每位服务对象发放有编号的个案登记表,指导受查对象填写基本信息(姓名、年龄、工作单位、联系方式等)。由医师填写采集病史、医学检查(妇科检查、乳腺检查、辅助检查等)、检查结果(未见异常、可疑或异常)、对可疑或异常结果的处理及进一步诊治的医学建议等内容。由专人负责收集、审核个案登记表。

➤ **个案管理**:个案资料应专人保管,不随意向无关人员透露服务对象的隐私。

（2）异常结果追访制度：为检查结果可疑或异常者提供建议、指导、追踪其进一步诊断及治疗结果。应指定一位主治医师或以上职称医师专人负责。

（3）转诊登记制度：记录所有需要转诊者的情况，包括转诊原因、转诊去向、转诊结果。

2. 质控制度　应指定一位主治医师及以上职称的人员负责筛查工作的质量及参与筛查各部门间的协调工作，每周进行院内质控并记录，定期接受上级部门的质控，并对发现的问题及时制定整改意见并落实执行。

3. 消毒制度

（1）由经过培训的专业人员负责消毒隔离工作。

（2）每检查完一个病人，应注意消毒，避免交叉感染。

（3）检查室每天进行通风，每次不少于 30 分钟；检查室每天进行紫外线消毒，每室每次消毒时间不少于 60 分钟；每天的通风与紫外线消毒情况应有专门的登记记录。

（4）常规备用的检查物品，如生理盐水瓶、5% 醋酸液瓶等应定期更换。

（5）妇科检查用品，如手套、阴道窥器、臀垫等应为符合国家标准的合格产品，每人专用；妇科检查用臀垫：要求为双层，防水，其宽度应不小于妇科检查床的宽度，长度应不小于妇科检查床长度的 1/3。

（6）重复使用的物品器械应单独存放，并按照《医疗机构消毒技术规范（WS/T 367-2012）》执行。

（7）医用废弃物应按国家卫生和计划生育委员会《医疗卫生机构医疗废物管理办法》的规定和要求进行处理。

（二）制度质控

1. 质控标准　具备上述相关制度，并且相关制度内容合理、完善。

2. 质控方法　现场查阅相关资料，了解有无相关制度，确定相关制度的具体内容是否合理，具有可操作性。

五、数据采集和信息登记

（一）数据采集和信息登记要求

1. 受检者信息采集　受检者姓名、年龄、末次月经，疾病史、尤其是妇科病史，正在进行或进行过的治疗，是否采用宫内避孕器或避孕药，妇科检查结果。

2. 妇科检查登记本　检查日期、受检者姓名、病案号（检查编号）、检查结果、进一步建议。

（二）数据采集和信息登记质控

1. 质控标准　具有上述登记记录，且登记记录信息完整、准确。

2. **质控方法**　随机抽取 5~10 份病历(个案登记表),了解上述信息填写是否完整,有无检查登记本,登记本记录是否完整、准确。

3. **质控指标**　记录完整率和准确率应达 95% 以上。

六、操作流程和内容

(一) 盆腔检查

1. 检查前

(1) 应更换干净的检查床垫,准备好检查所需的设备及用品。

(2) 应与受检者进行简短沟通,了解受检者既往体检情况及询问有无异常症状,以及被检者月经、生育状况,有无采取避孕措施及具体措施。

(3) 解释盆腔检查包括的内容,如果同时需进行子宫颈涂片等检查,应告知检查内容及目的,并告知何时、以何种形式获得检查结果以及检查结果异常时进一步进行的检查。

(4) 要求受检者排空膀胱(排尿),并脱去裤子,如受检者对暴露身体隐私部位有顾虑,应关注并体谅她们的感受并耐心劝导。

(5) 要求受检者取膀胱截石位躺在检查床上。

2. 外生殖器检查

(1) 戴手套检查受试者,检查时应避开被检者的敏感部位,注意随时与被检者沟通调整。

(2) 应观察外阴形状、阴毛分布、皮肤颜色等。

(3) 判断有无炎症、色素减退、溃疡、赘生物及结构异常。

(4) 嘱受检者用力向下屏气,观察有无子宫脱垂及阴道壁膨出。

3. 阴道窥器检查

(1) 手套或窥器(老年妇女宜采用小号窥器)插入阴道前,宜蘸取生理盐水润滑后再行操作,以减轻受检者的不适。将窥器两叶合拢,斜向轻轻滑入阴道,注意避开尿道口及阴蒂敏感部位。当窥器放入 1/2 时,旋转窥器使手柄向下,轻轻撑开窥器以暴露子宫颈,轻柔缓慢地向里移动窥器以便完全暴露子宫颈,固定螺丝(或锁定窥器于开口位置),使窥器保持在适当位置。

(2) 注意观察有无以下异常情况:

1) 观察阴道壁黏膜颜色、有无充血、出血点、红肿、溃疡、赘生物等。

2) 观察子宫颈形状大小、颜色、外观有无撕裂、息肉、腺体囊肿、有无子宫颈柱状上皮异位(旧称"子宫颈糜烂")、触血、溃疡赘生物等。

3) 观察阴道分泌物性状,子宫颈管外口有无脓性分泌物排出。

(3) 采集阴道 / 子宫颈分泌物,取材部位详见表 4-1。

(4) 闭合窥器上下叶,轻轻取出窥器。

表 4-1　分泌物采集方法及部位

检查方法	取材部位	检查目的
阴道分泌物湿片显微镜检查	阴道侧壁上 1/3 处	检查清洁度及有无滴虫、假菌丝等
阴道分泌物涂片革兰染色显微镜检查	阴道侧壁上 1/3 处	线索细胞、加德纳菌、厌氧菌、假菌丝、乳杆菌等
子宫颈分泌物涂片革兰染色显微镜检查	子宫颈管内 1~2cm，稍用力转动，停留 10~30 秒后取出	中性粒细胞、淋病奈瑟菌

4. **双合诊检查**

(1) 双合诊检查应在阴道分泌物和子宫颈细胞学检查取材完成后进行。

(2) 避免经期行阴道检查，如为异常出血必须进行检查时需消毒外阴阴道，使用消毒窥器及佩戴无菌手套检查，以免发生感染。

(3) 左手(或右手)戴一次性或消毒手套，示指和中指插入阴道内，另一手扪压下腹部，双手配合检查。

(4) 按顺序分别触及和感知下列部位：阴道是否通畅、阴道壁软硬度、表面是否光滑、有无不平、结节及赘生物；子宫颈软硬度、有无举痛、接触性出血；子宫位置、大小、形状、软硬度及活动度，有无突出结节，有无压痛或触痛；双侧附件区有无压痛、增厚及包块。

(5) 对于体检中发现的盆腔包块应注意包块的大小、位置、质地、边界是否清楚、与盆腔脏器的关系、活动度、有无压痛等，以便初步判断包块的来源和性质，并可结合腹部或阴道 B 超来协助诊断。

5. **三合诊检查**

(1) 病变位于子宫后壁、直肠阴道隔或不能除外病变来源于直肠时，或当盆腔肿物触诊不清或疑有子宫颈癌宫旁浸润时，需行三合诊检查。

(2) 左手(或右手)示指插入阴道内，中指蘸取润滑液后轻轻插入直肠，另一手扪压下腹部，三个方向配合检查。

(3) 按顺序分别触及和感知阴道、子宫颈、宫体、宫旁、双侧附件区及盆壁等部位。

6. **检查后**　告知受检者她的盆腔检查结果是否正常，如有异常，向受检者解释异常发现可能的临床意义，建议随访或进一步检查，如有必要，预约随访治疗时间。

(二) 阴道及子宫颈分泌物检查

1. **阴道分泌物湿片显微镜检查**

(1) 标本采集：用灭菌拭子从阴道侧壁上 1/3 处采集分泌物。

（2）观察方法：载玻片上加 1~2 滴生理盐水，将阴道分泌物与生理盐水混合为悬液后观察。在低倍镜（×10）下观察阴道分泌物的清洁度（表 4-2），寻找有无呈典型晃动运动的毛滴虫。观察有无假菌丝。将阴道分泌物与 10%KOH 溶液混合为悬液后更易识别假丝酵母菌。在高倍镜下，盖玻片覆盖情况下可识别线索细胞。

（3）结果判定：

表 4-2　阴道分泌物清洁度分级

清洁度	杆菌	球菌	上皮细胞	白细胞	临床意义
I	++++	–	++++	0~5/HPF	正常
II	++	–	++	5~15/HPF	大致正常或细菌性阴道病
III	–	++	–	15~30/HPF	提示有炎症
IV	–	++++	–	>30/HPF	多见于严重的阴道炎和（或）子宫颈炎、盆腔炎

2. pH 测定

（1）标本采集：用灭菌拭子从阴道侧壁上 1/3 处或窥器下叶凹窝处采集分泌物。

（2）观察方法：使用 pH 范围在 3.8~5.4 的精密 pH 试纸直接与阴道分泌物接触后读取 pH。

3. 胺试验

（1）标本采集：用灭菌拭子从阴道侧壁上 1/3 处或窥器下叶凹窝处采集分泌物。

（2）观察方法：取少量阴道分泌物置于载玻片上，加一滴 10% KOH 液。

（3）结果判定：在分泌物中滴加 10%KOH 后产生化学反应导致游离氨释放，产生典型的鱼腥样气味。如闻到氨味或鱼腥样气味即为胺试验阳性。

4. 阴道分泌物涂片革兰染色显微镜检查

（1）标本采集：用灭菌拭子从阴道侧壁上 1/3 处采集分泌物。

（2）观察方法：将分泌物均匀涂布于载玻片上，经固定及革兰染色后，置于显微镜下观察。在油镜（×100）下观察细菌的染色性、形态和排列，观察有无假丝酵母菌（假菌丝或芽生孢子）、线索细胞、加德纳菌、厌氧菌、乳酸杆菌。乳酸杆菌为大的革兰阳性杆菌，末端钝圆或平齐，呈单根、链状或栅状排列。阴道加德纳菌为革兰染色不定性球杆菌，厌氧菌包括动弯杆菌、普氏杆菌或阳性球菌。

5. 子宫颈分泌物涂片革兰染色显微镜检查

（1）标本采集：用无菌棉拭清除子宫颈外口表面过多的分泌物，将取材拭子插入子宫颈管内 1~2cm，稍用力转动，保留 30 秒后取出。

（2）观察方法：将标本均匀涂布于载玻片上，经固定与革兰染色后，在显微镜下观察细胞类型和数量（如上皮细胞、中性粒细胞），病原体的染色特性（革兰阳性或阴性）、形状（球状或杆状）、排列及位置（细胞内或细胞外）等。

（3）结果判定：如镜下多形核白细胞 >30 个 / 高倍视野，或油镜下可见多形核白细胞 >10 个 / 每视野提示有子宫颈感染，为诊断子宫颈炎症的指标之一。在中性粒细胞内见到形态典型的革兰阴性双球菌提示淋病奈瑟菌性子宫颈炎的诊断。在阴道分泌物中找到假丝酵母菌的假菌丝即可帮助确诊外阴阴道假丝酵母菌病。在显微镜下计数线索细胞超过 20% 时判别为线索细胞阳性。

（三）子宫颈细胞学检查取材

1. **检查前准备**　向被检者解释检查过程、检查目的、筛查结果意义及如有异常进一步检查的重要性及必要性，并确信受检者充分理解。

2. **取材及涂片**

（1）充分暴露子宫颈。

（2）若子宫颈表面分泌物过多时，应使用无菌干棉球将其轻轻擦去后，再行细胞学取材。

（3）取材前再次核对病人姓名、编号及检查方法。

（4）以子宫颈外口为圆心，在子宫颈外口鳞柱上皮交界处和子宫颈管内，用子宫颈细胞刷刮取 1~2 周，应尽量避免损伤子宫颈引起出血，影响检查结果。

（5）如采用传统巴氏涂片，需立即将刷取的标本均匀薄薄涂于载玻片上，应顺同一方向轻轻均匀推平，不宜太厚，切忌来回涂抹，涂片面积应不小于玻片的 2/3。

（6）如采用液基细胞学，需立即将取材器上的细胞尽可能全部洗入或将毛刷头取下直接放入装有保存液的小瓶中送检。

3. **固定**　将传统的细胞学涂片制作完成后立即放入 95% 的酒精固定液（用于固定涂片的酒精浓度不应低于 90%）内固定，液面应超过涂片范围。以涂片潮湿时固定为宜，切忌晾干后固定，否则会引起细胞肿胀性退变。固定时间一般为 15~30 分钟，时间不宜过短或过长。固定不充分可引起细胞退变，固定时间过长可影响核着色。将固定好的涂片取出，装于片盒中送检。

4. **涂片后**

（1）将受检者姓名、检查编号、日期正确地标记于玻片磨砂区域或液基细胞学标本保存瓶上。

（2）填写受检者记录（病历或个案登记表），注明描述所看到的情况。

（3）告知何时和如何获得结果，再次强调如结果发现异常应进一步的检查或治疗的重要性及必要性。

（4）如果发现异常，希望受检者进一步到具有诊断能力的医院诊治时，应注明转诊原因、地点和时间。

（5）对于细胞学检查不满意的标本，建议 2 个月复查；复查仍不满意的标本，建议直接转诊阴道镜检查。

（四）HPV 检测标本取材

可由医师在子宫颈管取材，或受检者在阴道深部自行取材。

1. **准备**　向受检者解释什么是 HPV 检测，阳性检查结果的意义，确信受检者完全理解。

2. **医师采集标本**

（1）用取材器在子宫颈管取材。将取材器插入子宫颈口 1~1.5cm，沿同一方向旋转 3 圈取出，保存刷头于保存液瓶中并充分震荡。如果需做细胞学及 HPV 检测同时取材时，应先取细胞学标本，后取 HPV 标本。

（2）取材后将收集的标本放入装有细胞保存液的容器中。

（3）将受检者姓名、标本编号和采样日期正确地标记于保存液的瓶子上，送检。

3. **标本的自我采集**

（1）按照检查试剂盒说明书，讲解如何在阴道深部自行采集标本。

（2）提供取材器和装有保存液的标本收集瓶。

（3）受检者可在诊室的私密处采集标本，也可以在家采集。

（4）如果在家自我采集标本，受检者应尽快将标本送到标本收集点，无论什么情况，都应该遵照试剂盒说明在规定的时间内送达。

4. **标本采集后**

（1）告知检查中发现的异常情况。

（2）在病历或个案登记表中记录观察结果及标本的采集情况。

（3）告知何时和如何获得结果，再次强调如结果异常时进一步检查的重要性及必要性。

（4）如果发现异常，希望受检者进一步到具有诊断能力的医院诊治时，应注明转诊原因、地点和时间。

（五）检查结果的汇总及建议

1. 将所有检查结果记录于个案表中。

2. 由负责诊断医师汇总所有检查及检测结果，根据临床症状和体征及检查结果作出初步诊断。如未发现异常，提出下一次筛查的间隔时间及日常保健的建议；如结果异常，需进一步检查时应提出处理建议、时间及地点，需要转诊时应于转诊单上注明转诊原因、地点和时间。

（六）质量控制

1. **操作质控**

（1）质控标准：能够按照要求规范地进行操作，且检查内容全面。

（2）质控方法

1）现场观察：质控专家在子宫颈癌检查现场，观察所有检查医师进行妇科检查（包括盆腔检查、生殖道感染相关检查取材、子宫颈细胞学取材、涂片和固定或 HPV 检测标本采集）的全过程，了解其操作过程是否规范，检查内容是否全面。

2）操作考核：现场考核每一位检查医师对 2~3 名妇女进行妇科检查的全过程。

如果质控现场没有受检者，则质控专家可让检查人员对妇科检查过程和内容进行口头描述，并进行模拟操作，了解检查人员的操作过程是否规范，检查内容是否全面。

（3）质控内容：妇科检查包括生殖道感染相关检查、子宫颈细胞学 /HPV 检测标本的取材以及盆腔双合诊检查（必要时三合诊检查），并了解是否详细准确记录在个案表上。

（4）质控指标：妇科检查规范率，应达 90% 及以上。详见第五章"质量控制及评价指标"。

2. 诊断能力质控

（1）质控标准：能根据被检者的临床症状和体征及检查结果作出初步诊断，并能提出合适的随访建议及合理的进一步检查或转诊建议。

（2）质控方法

1）现场观察：质控专家在子宫颈癌检查现场，观察检查人员对 5~10 名妇女进行妇科检查的全过程，并评价其所作出的判断及建议是否合理。

2）知识考核：对检查人员进行问卷考试，考核其相关疾病的知识掌握程度。

（3）质控指标：妇科检查结果判断符合率，应达 80% 及以上（详见第五章"质量控制及评价指标"）；问卷考试成绩应在 80 分及以上。

第二节　醋酸和卢戈碘液染色肉眼观察（VIA/VILI）质量保障和质量控制

VIA/VILI 作为子宫颈癌初筛方法，其检查质量好坏，将会直接影响到子宫颈癌筛查的最终结果。VIA/VILI 质量保障及质量控制的内容至少包括检查环境、检查设备、操作流程和内容以及判断能力等方面。

一、检查设备

（一）设备要求

妇科检查床、良好的光源（80~100W 白炽灯或卤素灯）、一次性或高温消毒的妇科检查器械(阴道窥器、手套、臀垫)、器械台、消毒剂、棉棒或(和)棉球(最好用棉球或棉块)、肥皂水或生理盐水(0.9%NS)、5%冰醋酸、5%复方碘液(卢戈碘液)、洗手设施和消毒液或肥皂、大小垃圾桶各一个、黄色医用垃圾袋等。

（二）设备质控

1. **质控标准**　具备上述 VIA/VILI 检查所需的各种设备、物品及试剂。

2. **质控方法**　现场观察是否具备所需设备、物品和(或)试剂,试剂配制、保存是否正确,试剂是否在保质期内。

二、检查人员

（一）人员能力要求

1. 经过省或市级专家组的专业培训且考核合格后的妇科或计划生育／妇幼医师,累计培训时间(包括理论及实践操作)至少 1 个月。

2. 应具有一定的妇科知识、妇科检查、细胞学取材等能力。

3. 每日工作量　每位医生每天检查人数不超过 80~100 人次(约 5~6 分钟／人次)。

（二）人员质控

1. **质控标准**　提供服务的人员应符合上述人员能力的要求,每日工作量不应超过上述要求。

2. **质控方法**　现场询问和观察。

三、检查环境

（一）环境要求

环境整洁,物品摆放整洁有序,有良好的通风、消毒、照明、冷暖条件、确保检查在保护隐私的情况下进行。

（二）环境质控

1. **质控标准**　环境符合上述要求。

2. **质控方法**　现场观察检查环境是否符合条件,有无需要改进的地方。

四、相关制度(同妇科检查)

五、数据采集和信息登记

（一）数据采集和信息登记要求

1. 受检者信息采集　受检者姓名、年龄、末次月经,疾病史、尤其是妇科病史,正在进行或进行过的治疗,是否采用宫内避孕器或避孕药,妇科检查结果以及 VIA/VILI 检查结果。

2. VIA/VILI 检查登记本　检查日期、受检者姓名、病案号(检查编号)、检查结果、进一步建议。

(二) 数据采集和信息登记质控

1. 质控标准　具有上述登记记录,且登记记录信息完整、准确。

2. 质控方法　随机抽取 5~10 份病历(个案登记表),了解上述信息填写是否完整,有无检查登记本,登记本记录是否完整、准确。

3. 质控指标　记录完整率和准确率应达 95% 以上。

六、操作流程和报告内容

(一) 检查前

解释检查过程如何操作、阳性结果的意义,确信受检者充分理解。

(二) 检查中

1. 充分暴露子宫颈。

2. 调节光源以确保能清晰观察到全部子宫颈。

3. 用干棉球(或棉棒)擦去子宫颈表面分泌物、血液或子宫颈黏液。

4. 辨认红色的柱状上皮和外周的粉色的鳞状上皮,识别鳞柱交界(SCJ)和转化区(TZ)。确信可以观察到全部转化区。

5. 用浸湿 5% 醋酸溶液棉球(或大棉棒)均匀敷于子宫颈表面(或喷淋样湿敷)1 分钟后,观察子宫颈有无醋酸反应,观察 SCJ 和 TZ(至少观察 2~3 分钟),记录醋白反应的部位、大小、范围、边界与轮廓及白色上皮的强度(致密度),判断子宫颈有无病变及程度。尤其应注意位于转化区内上皮有无浓厚的醋白反应。

6. 检查结束后用新的棉签擦去残存在子宫颈及阴道的多余的醋酸溶液。

7. VIA 阳性者可不做 VILI。

8. VIA 阴性者,可做 VILI 将浸泡于 5% 复方碘液棉球均匀涂抹在子宫颈表面(约 15 秒),观察碘染色的部位、范围和强度(观察 1~2 分钟)。

(三) 检查后

1. 将观察所见及检查结果记录于个案登记表中,并将异常发现按子宫颈 4 象限绘制于个案检查结果示意图上。

2. 向被检者解释筛查结果,如筛查结果阴性,告知下一次检查时间;如结果阳性,告知其需进一步检查的重要性及必要性,并将其转诊至具有诊断能力的医院,并在转诊单上注明转诊原因、地点和时间。

(四) 诊断报告要求

1. VIA 结果

(1) 阴性(正常):子宫颈无醋白,或轻度醋白呈斑驳状、线条状等;见于正常子宫颈、未成熟化生或慢性炎症(息肉、纳囊或远离 SCJ 的醋白)等。

(2) 阳性(异常):

1) 癌前病变:转化区内接近 SCJ,致密、浓厚的醋白上皮,边界清晰,醋白上皮出现快及消失缓慢,多为子宫颈高度病变。

2) 可疑癌:可呈菜花样或结节溃疡型肿物,厚重的醋白呈黄白色或暗红色。

2. VILI 结果

(1) 阴性(正常):子宫颈鳞状上皮染碘呈棕褐色或黑色,柱状上皮不染色或轻度染色,或斑片状不染色或部分染色区,见于正常子宫颈、未成熟化生、慢性炎症或远离 SCJ 薄层不染色区等。

(2) 阳性(异常):转化区内邻近 SCJ 浓厚的芥末黄(或香蕉黄)或橘黄色不染色区,见于高度 CIN。

可疑癌:子宫颈菜花样、结节或溃疡状、表面凹凸不平,不染碘,呈浓厚的芥末黄或灰黄色。

(五) 检查结果的汇总及建议(同妇科检查)

(六) 质控方法质量控制

1. 操作质控

(1) 质控标准:能够按照要求规范地进行操作,且检查内容全面。

(2) 质控方法

1) 现场观察:质控专家在子宫颈癌检查现场,观察筛查医生进行 VIA/VILI 操作的全过程,了解检查人员的操作过程是否规范,检查内容是否全面。

2) 操作考核:现场考核每位筛查医生对 2~3 名妇女进行 VIA/VILI 检查的全过程,如果质控现场没有受检者,则质控专家可让检查人员对 VIA/VILI 检查过程和内容进行口头描述,并进行模拟操作,了解检查人员的操作过程是否规范,检查内容是否全面。

(3) 质控指标:VIA/VILI 检查规范率,应达 90% 及以上。详见第五章。

2. 诊断能力质控

(1) 质控标准:能根据被检者的临床症状和体征及检查结果做出初步诊断,并能提出合适期限的随访建议及合理的进一步检查或转诊建议。

(2) 质控方法

1) 现场观察:质控专家在子宫颈癌筛查现场,观察检查人员对 5~10 名妇女进行 VIA/VILI 检查的全过程,评价其所做出的判断及建议是否合理。

2) 图像考核:如果质控现场没有受检者,也可要求受被考核的医生在考核前用数码相机将征得同意的受检者的 VIA/VILI 检查图像进行拍照保存,由质控专家进行审核,评价其所做的判读及建议是否合理。

(3) 质控指标:VIA/VILI 检查结果符合率,应达 90% 及以上(详见第五章)。

七、相关资料——VIA/VILI检查溶液的配制

（一）5%醋酸溶液的配制

1. **成分**　醋酸5ml,蒸馏水95ml。
2. **配制**　5ml冰醋酸小心加入95%蒸馏水中充分混合。
3. **储存**　当天未用完的醋酸应丢弃。
4. **标签**　应标注5%醋酸溶液。

注意:记住冰醋酸需要稀释(5%),因为未稀释的醋酸可导致上皮严重的化学烧伤。

（二）5%卢戈液(Lugol)碘溶液的配制

1. **成分**　碘化钾10g,蒸馏水100ml,碘(晶体)5g。
2. **配制**　10g碘化钾加入100ml蒸馏水中,慢慢加入5g碘,摇动混合,最后滤过和储存在棕色瓶中,拧紧瓶盖。
3. **储存**　1个月。
4. **标签**　应标注Lugol碘溶液及应用日期。

第三节　子宫颈细胞学检查质量保障和质量控制

细胞学检查特别是细胞阅片是子宫颈癌检查中重要的组成部分,阅片质量的好坏,将会严重影响子宫颈癌检查的最终结果。细胞学检查质量保障及质量控制的内容至少包括细胞室环境、制片和阅片设备、制片流程、阅片能力及报告内容等方面。

一、检查设备与物品

（一）设备物品要求

细胞学检查应具备标本制备、阅片及档案存储装置。

1. **标本制备**　标本接收、制备及染色,封片台,标本固定液,载玻片和盖玻片,巴氏染液、洗液,自来水管及水池,标本透明液,封片胶,晾片装置,通风装置。如采用液基制片技术应具备通过FDA或CFDA认证的液基制片机及耗材和离心机。
2. **阅片**　办公桌椅,光学显微镜(适合阅片,并可清晰显示涂片图像,最好是双目电子显微镜),台灯,洗手池等。
3. **档案存储**　储片柜,资料柜(存放细胞学申请单、统计报表等),计算机等。

（二）设备质控

1. **质控标准**　具备上述细胞学检查的各种设备、物品及试剂。
2. **质控方法**　现场观察是否具备细胞学制片和阅片所需设备、物品和

（或）试剂，试剂配制、保存是否正确，试剂是否在保质期内。

二、检查人员

（一）人员能力要求

1. 子宫颈细胞学阅片人员至少应 2 名，包括子宫颈细胞学初筛人员和细胞病理学医师。

2. 细胞学阅片应在细胞病理学医师的指导下进行，由实验室中经过培训的细胞学工作人员初筛。

3. 子宫颈细胞学初筛人员应掌握子宫颈细胞学筛查技术，具有一年以上子宫颈细胞学阅片工作经验，需经培训考核合格，持证上岗。细胞病理学医师应具有执业医师资格证。

4. 细胞病理学医师对最终的细胞学报告负责。细胞病理学医师也可以承担初筛工作。

5. 每日工作量：每位医生每天阅片量不大于 100 张。

（二）人员质控

1. **质控标准**　提供相关服务的人员应符合上述人员能力的要求，每日工作量不应超过上述要求。

2. **质控方法**　现场询问和考核。

三、检查环境

（一）环境要求

环境安静整洁，空间充足，有良好的通风、照明设备，阅片、制片环境分开。

（二）环境质控

1. **质控标准**　环境符合上述要求。

2. **质控方法**　现场观察细胞室环境是否符合条件，有无需要改进的地方。

四、相关制度

（一）制度要求

1. **标本接收制度**

标本应由专人负责接收。传统涂片是由临床医师直接取材、涂片和固定后送细胞学室，标本接收人员需核对申请单与涂片的申请号及姓名后签收；液基标本则由临床医师将标本洗入保存液小瓶后送检，标本接收人员需核对申请单与保存标本小瓶的申请号及姓名后签收。

2. **制片制度**

（1）认真核对标本，玻片标记清晰，避免贴错标签或记录错号。

（2）传统涂片由妇科医师完成，应在收集标本后立即涂抹在载玻片的右 2/3，涂抹要均匀、薄，要尽可能将所取到的标本全部转移到载玻片上，切忌反复涂抹。

（3）液基制片过程中要严格遵守操作规程，并注意保留剩余标本液，以备标本重处理或重复制片。

（4）制好的涂片应立即用 95% 酒精固定至少 15 分钟（酒精浓度不能低于90%）。接收到寄送来的固定好的未染色涂片，应重新放入 95% 酒精中至少 5分钟后再染色。

3. 染色制度

子宫颈及阴道涂片及液基制片宜采用巴氏染色，巴氏染色鳞状上皮各层细胞分色明确，核结构清晰。巴氏染色要求：

（1）染液要新鲜，染液和洗液要经常更换（一般染 500~600 例 /500ml 染液）。

（2）染液缸和洗液缸要密闭，避免溶液挥发。

（3）按照巴氏染色要求的步骤进行染色（详见本节七、"相关资料——细胞学检查巴氏染色染液配制及步骤"）。染色架每次出染液或洗液后都要将液滴干，避免染液和（或）洗液混合。

（4）染色时间长短应根据室内温度的变化及染液所染过的片量多少而有所变化。

（5）染色后，涂片要立即用树胶和盖玻片封闭以防污染或磨损。

（6）盖玻片要清洗干净，封片应无杂质、气泡。

4. 阅片管理制度

（1）细胞学判读及报告制度：应在细胞病理学医师的指导下进行，采用子宫颈 TBS 系统分级判读（NILM，ASC-US，LSIL，ASC-H，HSIL，AGC-NOS，AGC-N，AIS，SCC，ADCA）（详见附录 1 "子宫颈 / 阴道细胞学 TBS 报告系统"）。由实验室中经过培训的细胞学工作人员初筛，细胞病理学医师对最终的细胞学报告负责。在规定时间内完成送检标本判读及报告发放。

（2）质量管理制度

1）应定期开展室内质控。上级细胞病理医生应定期对阳性涂片进行100% 复查，同时对复查结果进行双签，对阴性标本要抽查至少 10%，条件允许者可以对全部阴性标本进行快速复查。

2）对细胞学医师和技师应每年开展细胞学诊断质量测试，并将测试结果进行记录。

3）定期对细胞学结果和组织病理学结果进行对照比较，同时将比较结果进行记录和分析。

5. 标本保存制度　阴性涂片应保存一年以上，阳性涂片长期保存。

6. 细胞学废弃物处理制度　　废弃液体标本排入污水道，废弃容器及玻片放入医用垃圾袋中,由专人统一送到医院指定部门处理。

(二) 制度质控

1. **质控标准** 具备上述相关制度,并且相关制度内容合理,完善。

2. **质控方法** 现场查阅相关资料,了解有无相关制度,确定相关制度的具体内容是否合理,具有可操作性。

五、数据采集要求和信息登记

(一) 数据采集和信息登记要求

1. **受检者信息采集** 受检者姓名、年龄、末次月经,疾病史,尤其是妇科病史,正在进行或进行过的治疗,是否采用宫内避孕器或避孕药,妇科检查结果,以前的细胞学检查和(或)HPV 检测及结果。

2. **标本签收本** 接收日期、受检者姓名、病案号(检查编号)、送检标本类型、标本数量、送检人签字、接收人签字。

3. **细胞学结果登记** 患者姓名、年龄、病案号(检查编号)、细胞学号、取材部位、标本类型、细胞学检查结果、报告日期。

4. **复查记录** 患者姓名、病案号(检查编号)、细胞学号、标本类型、初诊意见、复查意见、复查日期、复查医师签名。

5. **发送报告本** 发送日期、受检者姓名、病案号(检查编号)、细胞学号、发送人签字、接收人签字。

6. **异常 / 可疑病例登记册** 接收日期、受检者姓名、病案号(检查编号)、细胞学检查结果、细胞学结果报告日期、病理检查结果、病理结果报告日期。

(二) 数据采集和信息登记质控

1. **质控标准** 具有上述登记记录,且登记记录信息完整、准确。

2. **质控方法** 随机抽查标本接收记录、制片记录、判读结果记录、报告内容、报告发放记录、阳性涂片复查及阴性涂片抽查记录等,了解有无相关记录,记录完整。

3. **质控指标** 记录完整率和准确率应达 95% 以上。

六、制片及阅片能力质控

细胞学制片及阅片质控主要分为室内质控和室间质控。

(一) 室内质控

1. 制片质控

(1) **质控标准** 详见附录 1 "子宫颈 / 阴道细胞学 TBS 报告系统"。

(2) **质控方法** 首先确定标本类型(是常规巴氏涂片、液基薄片还是其他类型)。按照子宫颈 TBS 标本质量评估原则判断标本所属范围是满意或不满意标本。

（3）质控指标　标本满意率应≥95%。

2. 阅片质控

（1）质控标准：复核者和阅片人员对同一张涂片的判读相差两个级别以上为结果不符合。

（2）质控方法

1）阴性标本要抽查至少 10%（尤其是对 HPV 阳性或有临床症状或体征者），条件允许者可以对阴性标本 100% 快速复查。

2）对阳性涂片进行 100% 复查。

（3）质控指标：阳性涂片复核符合率不应低于 85%；阴性涂片复查的符合率不应低于 98%（详见第五章）。

（二）室间质控

1. 制片阅片质控

（1）质控标准：同室内质控。

（2）质控方法：随机抽取 10 张阳性涂片和 20 张阴性涂片，进行复核。

（3）质控指标：标本满意率应≥95%。阳性涂片复核符合率应≥85%；阴性涂片复查的符合率应≥98%（详见第五章）。

2. 报告内容及报告发放时间质控

（1）质控标准：细胞学报告单应明确显示受检者的姓名、性别、年龄、病案号或检查号及报告日期。报告内容按照 TBS 报告系统必须涵盖以下四方面：

1）标本类型：是液基薄片还是传统涂片；

2）标本质量：满意（满意的标本还应列出是否有颈管细胞和化生细胞）还是不满意；

3）判读结果：总体分为三大类（见附录 1"子宫颈 / 阴道细胞学 TBS 报告系统"），如果判读为鳞状上皮细胞异常要明确报告是 ASC-US、LSIL、ASC-H、HSIL 还是 SCC；如果判读为腺细胞异常，要明确是子宫颈管来源还是宫内膜来源或是不能确定来源，对子宫颈管来源及不能确定来源的异常腺细胞要明确报告是 AGC-NOS、AGC-N、AIS 还是 ADCA；对宫内膜来源的腺细胞要明确报告是 AGC-NOS 还是 ADCA。

4）提出适当建议：建议应该明确，与专业组织出版的临床随访指南一致。

5）报告发放时间一般在收到标本后 48 小时内，最长不超过 2 周。

（2）质控方法：现场查阅细胞学报告并进行询问。

（3）质控指标：报告书写合格率不应低于 90%；报告反馈时间不超过 2 周。

3. 标本存储质控

（1）质控标准：阴性涂片和阳性涂片要分开保存，并保存在标本盒和储片柜中。阴性涂片应保存一年以上,阳性涂片长期保存。

（2）质控方法:现场观察和询问。

（3）质控指标:阴性涂片保存至少 1 年,阳性涂片长期保存。

七、相关资料——细胞学检查巴氏染色染液配制及步骤

（一）染液配制

1. Gills 苏木素配制

（1）蒸馏水:730ml。

（2）乙二醇:250ml。

（3）苏木素:2.0g(如含有结晶水者 2.36g)。

（4）碘酸钠:0.2g(sodoumlodate)。

（5）$Al_2(SO_4)_3 \cdot 18H_2O$:17.6g。

（6）冰醋酸:20ml。

搅拌最少一小时后即可用。

2. EA50　(500ml)配制

（1）3% 亮绿:5ml

（2）20% 伊红:10ml

（3）甲醇:125ml

（4）冰醋酸:10ml

（5）95% 乙醇:350ml

（6）磷钨酸:1g

3. **橘黄 G 配制**　取橘黄 G2.5g 溶于 25ml 蒸馏水中,待完全溶解后加入 100% 酒精至 500ml。然后再加入磷钨酸 0.075g。

（二）巴氏染色步骤

1. 涂片在 95% 酒精中至少固定 15 分钟。

2. 将固定后的涂片置入水中清洗 2~3 次。

3. 苏木素染色 2~3 分钟。

4. 自来水清洗 2~3 次。

5. 0.1%HCl 水溶液分化。

6. 稀碳酸锂溶液(1 滴饱和碳酸锂液 /100ml 蒸馏水)返蓝。

7. 95% 酒精清洗 1 分钟。

8. 橘黄染色 1 分钟。

9. 95% 酒精清洗 2 次。

10. EA50 染色 2~3 分钟。

11. 95% 酒精清洗 4 次。

12. 100% 酒精脱水。

13. 二甲苯透明。

14. 树胶盖片封固。

（三）子宫颈 / 阴道细胞学 TBS 报告系统（详见附录 1 "子宫颈 / 阴道细胞学 TBS 报告系统"）

第四节　HPV 检测质量保障和质量控制

HPV 检测质量保障与质量控制涉及检测设备、试剂、人员、实验室环境条件、样本、室内质控和室间质评等诸多环节，本节主要对其中的一些关键内容进行介绍。

一、检测设备及试剂

（一）设备试剂要求

1. 实验室具备 HPV DNA 检测所需各种设备、试剂，且使用的分析仪器和主要的辅助设备、试剂应有国家食品药品管理局批准和注册证书（三证）。

2. 实验室应制定相应的维护和功能检查程序文件，按照厂家要求或实验室建立的方案定期进行校准及日常维护，并定期做相应记录。

3. 采集介质可以为固体或液体，标本采集容器应采用密闭的、一次性、无菌容器，保存介质应符合要求。

4. 实验室在选择试剂时要进行性能验证，了解能否重现说明书上的性能指标；使用不同批号试剂要做平行检测，保证每一批试剂的有效性。

5. 所用物品和（或）试剂应在有效期内。

（二）设备质控

1. **质控标准**　实验室应当具备与检测要求相适宜的仪器设备、试剂和耗材等。严格按照实验室制定的标准操作规程（SOP）进行实验，如果采用 PCR 扩增检测技术应同时遵守临床基因扩增实验室管理要求。

2. **质控方法**　现场观察实验室所具有的设备、试剂是否符合条件和要求，有无需要改进的地方。

二、检查人员

（一）人员能力要求

1. **标本采集人员**　需具备医学教育背景及相应资质，经过严格的专业培训。标本采集操作熟练，采集标本时应根据取样器上说明书所制定的 SOP 进行操作。

2. **检验人员**　应具备相关专业的大专以上学历或具有中级及以上技术职务任职资格，并有两年以上实验室工作经历，参与基因扩增相关人员应具有临床基因扩增检验实验室技术人员培训上岗证书。实验室主任应有中级以上职称。

实验室应配备不少于 2 名以上人员。且应制订并执行针对所有人员的培训计划,实验室人员应定期参加内部、外部的培训,建立培训档案。考核合格方可上岗。

3. **每日工作量** 人员数量应与其每天工作量相适应。

(二) 人员质控

1. **质控标准** 提供相关服务的人员应符合上述人员能力要求,每日工作量不应超过上述要求。

2. **质控方法** 现场询问和查阅相关资质的培训记录等。

三、检测环境

(一) 环境要求

实验室应具有执业许可备案登记(执业副本),具备检测设备和分析过程正常运行的空间,有良好的通风、照明。根据实验方法和设备的不同,实验室应符合相应设备和操作环境需求。

采用 PCR 为基础的检测方法进行 HPV 检测时,应遵循《二级生物安全实验室管理要求》、《医疗机构临床基因扩增检验实验室管理办法》和《医疗机构临床基因扩增检验实验室工作导则》,建立 PCR 实验室,经过技术审核及上级行政主管部门登记备案后开展 HPV 检测工作。

实验室环境条件:实验区有效物理分隔及限制性标识。分区的实验室,根据不同方法平台进行相应分区。如为直接杂交,需要 3 个分区;如为扩增后产物杂交,则需要 4 个区。温度、湿度符合设备仪器要求,一般要求温度在 15~30℃,湿度为 30%~80%,并且有温度、湿度记录,冰箱温度控制记录。实验室清洁、遗撒物处理、紫外线灯消毒符合要求,并有相关记录。

(二) 环境质控

1. **质控标准** 环境符合上述要求。

2. **质控方法** 现场观察和查阅检测环境是否符合条件,以及各项记录是否完整,有无需要改进的地方。

四、样本及检测过程

实验室应制定质量控制程序文件,适用于检测全过程。

(一) 样本要求

1. 样本应有明确、清晰的标识并确保标识的唯一性。进行二次分注的样本应可追溯到原始样本。

2. **样本接收** 关注查对病人的姓名、性别、年龄、病案号、送检单位 / 科室,标本与申请单相关信息是否一致。接收日期、接收人并记录。

3. **样本拒收**　不适宜检测的样本通知检验申请者并做记录,申请单填写笔迹潦草或有疑问时,可拒收标本并请有关人员核实后再送检;液基细胞样本不足 1ml;或样本转移至二级导管其体积不足 1ml。

4. **样本容器**　一次性 HPV 采集管。

5. **样品保存**　根据实验方法的不同,采用相应的条件保存标本。制定检测后样本[原始样品、核酸提取物和(或)核酸扩增产物]保留期限和保存条件,以备复检使用。

(二) 检测质量要求

1. **室内质量控制**

(1) 实验室应根据厂家说明书制定标准操作程序(SOP),实验员严格按照 SOP 进行实验操作。

(2) 实验室应制定室内质控规则,定性实验应符合阴性或阳性结果预期值。按要求执行室内质控,真实记录实验过程。

(3) 每次检测都应有弱阳性和阴性的质控品,随机放在临床标本中间,用于监测临床标本检测的准确性。

(4) 实验室应能分析室内质控结果,判断失控原因、采取纠正措施、评价纠正效果。核对人员再次核对实验记录和质控数据,签字并记录日期。

(5) 实验室主任(或负责人)应定期对室内质控签署意见。

2. **室间质量评价**

(1) 所有 HPV DNA 检测的实验室应参加国家卫生计生委临床检验中心室间质量评价或区域质控中心室间比对。

(2) 对室间质评(比对)结果进行分析。实验室主任(负责人)签署意见。

(3) 实验室应对不满意结果进行回顾性分析,采取纠正或预防措施。

(三) 检验报告签发

1. 实验员和核对人员签字后发放规范的检验报告。

2. 每一次实验,实验室都要留存原始实验记录。对于实验失败或结果不满意的,要分析原因。建立复检、核查程序。

3. **检测报告要求**　检测报告应符合相关文件要求,应考虑以下内容:①关键信息应突出显示,详细描述;②用于风险评估的计算信息;③免责声明或对检测局限性说明,进一步检测的建议。

(四) 质控方法

现场核查:核查程序文件、SOP、相应记录(包括室内质控、室间质评)。

五、分子诊断项目分析性能标准

分子诊断项目分析性能标准遵循《医学实验室质量和能力认可准则　在

分子诊断领域的应用说明（CNAS-CL36）》中相关标准执行。

1. 以使用的商品试剂盒说明书所宣称的为准，应不低于国家标准、行业标准、地方法规要求。

2. 设备故障修复后，分析系统比对：5 份样品，覆盖测量区间，至少 4 份样品测量结果偏倚 <±7.5%。

3. 实验室内分析系统定期比对样品数≥20，浓度应覆盖测量区间，计算回归方程，系统误差应 <±7.5%。

4. 留样再测判断标准　按照项目稳定性要求选取最长期限样品，5 个样品，覆盖测量区间，至少 4 个样品测量结果偏倚 <±7.5%。

5. 试剂批间差异、耗材的抑制物的验收判断标准　收取 5 个旧批号检测过的样品，覆盖测量区间（包括阴性、临界值、低值、中值和高值），至少 4 个样品测量结果偏倚 <±7.5%。

六、数据采集和信息登记

（一）数据采集和信息登记要求

1. **患者信息采集本**　患者姓名、年龄、月经史、临床症状、体征和其他阳性结果，患者基本信息储存在计算机中可供随时调阅、统计、分析之用。

2. **结果登记本**　内容包括登记日期、报告日期、患者姓名、年龄、病案号、检查编号、临床主要诊断。异常结果特别标识，并定期进行总结分析。

3. **质控登记本**　检验日期、质控（室内、室间）日期、患者姓名、病案号、检查编号、临床主要诊断、检验结果、质控结果。

4. **标本签收本**　接收日期、患者姓名、病案号、检查编号、标本数量、送检人签字、接收人签字。

5. **发送报告本**　发送日期、患者姓名、病案号、检查编号、标本数量、检验员签字、核对发送人员签字。

（二）数据采集和信息登记质控

1. **质控标准**　具备上述登记记录，且登记记录信息完整、准确。

2. **质控方法**　现场观察了解有无上述登记本，登记本记录是否完善、准确。

3. **质控指标**　记录完整率和准确率应达 95% 以上。

七、相关资料——HPV 检测方法的选择

（一）HPV 检测目的和意义

1. 筛查出高危型 HPV（HR-HPV）持续感染者，浓缩高危人群，避免阴道镜和病理学过度检查。

2. HPV 检测作为初筛比细胞学具有更高的敏感性（高 30%~50%），再用

TCT 分流可提高检查质量,减少漏诊。

3. 发现那些有 HPV 感染并且存在发展成癌前病变或癌的高风险妇女。即 CIN2/3 以上的患者,而不是检测病毒携带者,即"检查病变而非检查病毒"。

(二) 遴选原则

1. 检测内容符合国家"两癌"检查工作方案的要求(HPV DNA 检测或 13 种高危型别分型检测)。

2. 价格合理,能在项目预计的金额内,同等价格基础上比较检查质量和服务。

3. 检测机构在提供检测的同时,承担设备、耗材、人力、标本物流、结果反馈、人员取材培训、标本满意度的督导等工作。

4. 检测方法经过临床验证,以 CIN2 及以上为终点,且临床灵敏度高,特异性高,阴性预测值高,操作重复性好,减少假阳性和假阴性。

5. 对标本保存条件要求不高,减少标本传输过程对检验结果带来的影响。

6. 检测过程有内部质控机制,并愿意接受市级质控。

(三) 遴选时关注几个关键指标

1. **临床灵敏度**　真正把高度病变的妇女筛出,而不是把病毒检出。

2. **分析灵敏度**　PCR 用于分子病毒检测,分析灵敏度很高,10 个拷贝数量级的水平都能把病毒检测出来,灵敏度高可减少漏诊,但假阳性(发现过多无临床意义或无风险的 HPV 阳性妇女)会增多,增加检查费用和不必要的阴道镜和病理检查,对妇女造成不必要的心理负担和压力。一个过于敏感的分析性筛查实验将仅仅导致过多的患者被转诊而并不增加检出高度病变的人数。

3. **阴性预测值**　如阴性预测值 99.9%,指检测结果为阴性时,99.9% 在 3~5 年不会发展为子宫颈癌,可浓缩高危人群,减少人群的重复检查率和检查经费。

4. **操作重复性**　同一标本,不同人操作其结果的一致性,越高越好。HPV 检查的操作重复性都比细胞学检查高。

5. **特异性**　把真正可能会导致妇女发生高度病变的人群筛查出来,尽量不要检测出无临床相关性的病毒水平,增加后续的检查量。使用分析敏感度过高的检测方法会降低临床特异性。

6. **实验室污染**　目前国内所有的分型技术都是基于 PCR 的方法,PCR 方法灵敏度高但是容易导致标本间相互污染,假阳性增加。

第五节　阴道镜检查质量保障和质量控制

阴道镜作为对初筛结果阳性患者的诊断工具,其检查质量好坏,直接影响到子宫颈癌筛查的最终结果。阴道镜质量保障及质量控制的内容至少包括检查环境、检查设备、操作流程和内容等方面。

一、检查设备与物品

(一) 设备物品要求

1. **仪器设备** 妇科检查床、处于功能正常的阴道镜,应保证图像清晰、色调柔和、不失真(阴道镜的放大倍数一般为5~20倍;其光源为冷光源可调节;必须配备工作站,包括计算机及彩色打印系统,以满足彩色图文报告的打印要求,阴道镜报告需包含具备阴道镜模板中的内容);物理治疗仪;高频电刀仪;紫外线灯,资料柜、试剂柜,操作台。

2. **常用器械及敷料** 一次性或高温消毒的妇科检查器械(阴道窥器、手套、臀垫)、器械台、长棉签,棉棒或(和)棉球(最好用大棉球或棉块)、带绳止血棉塞,肥皂水或生理盐水(0.9%NS)、5%冰醋酸、5%复方碘液(卢戈碘液)、消毒的长钳或长镊子、活检钳和颈管刮匙、子宫颈固定钩;子宫颈扩张器;弯盘;纱布、装有10%中性甲醛溶液的标本瓶、洗手设施、取标本后处理工具(小纸片、小镊子、牙签)、消毒液或肥皂、大小垃圾桶各一个、黄色医用垃圾袋等。

3. **常用试剂** 5%醋酸(5ml纯冰醋酸+95ml蒸馏水),5%复方碘溶液(100ml蒸馏水+10g碘化钾+5g碘(晶体),生理盐水,碘伏,酒精等。

4. **基本急救设备** 血压计、体温计、听诊器、注射器、吸氧设备、止血物品(止血药,如蒙塞尔胶或硝酸银棒、云南白药或明胶海绵等)、输液器、常用急救药品等。

(二) 设备质控

1. **质控标准** 具备上述阴道镜检查所需的各种设备、物品及试剂。

2. **质控方法** 现场观察是否具备所需设备、物品和(或)试剂,阴道镜是否处于功能状态,图像是否清晰、色调是否柔和及是否不失真,试剂是否在保质期内。

二、检查人员

(一) 人员要求

1. **人员配备** 医师1~2人,护士至少1人,医师应具备以下资质:

2. **人员资历** 具有1年以上从事阴道镜专业技术工作的实践经验,诊治子宫颈细胞学异常的新病例不少于150例或执业前应到具备阴道镜专业医师培训资格的机构接受至少3个月的专业技术培训。

(二) 人员能力

1. 阴道镜医师应具有较丰富的妇科知识,相关的细胞学/病理的基本知识。

2. 必须具备识别阴道镜下子宫颈鳞柱交界(SCJ)及转化区(TZ)的技能(此为基本功)。

3. 熟悉阴道镜检查的形态学基础,规范化操作流程,掌握阴道镜检查诊断标准和准确选择活检部位及活检技巧等。

4. 每日工作量 30 人(约 15 分钟检查一个患者,工作 7~8 个小时)。

(三) 人员质控

1. **质控标准**　从事阴道镜检查的人员应符合上述人员能力的要求,医护配比合理,每日工作量不应超过上述要求。

2. **质控方法**　现场询问和观察。

三、检查环境

(一) 环境要求

阴道镜检查室应配备能够满足业务需求的工作用房,布局合理,有良好的通风、消毒、照明、冷暖条件,确保检查在保护隐私的情况下进行,并具备专用流动水洗手设备。

工作用房:病人接待室一间,面积 $10m^2$ 及以上;阴道镜检查室一间,面积 $15m^2$ 及以上;如开展子宫颈癌前病变治疗的医疗机构应配备门诊手术区域,应符合"医院洁净手术部建筑技术规范 GB50333-2002"的要求。分污染区、清洁区、无菌区,区域间标志明确。手术室属于无菌区,刷手处和更衣处属于清洁区,清洁区与污染区之间应设缓冲区。应设置:①手术间使用面积不少于 $15m^2$;②准备室;③刷手处;④更衣处;⑤污物处理区域;⑥术后休息区域,设床位 1~3 张。

(二) 环境质控

1. **质控标准**　环境符合上述要求。

2. **质控方法**　现场观察检查环境是否符合条件,有无需要改进的地方。

四、相关制度

(一) 制度要求

1. **数据资料管理制度**　相关资料应由专人保存,利于查找。每月汇总检查数据,并进行分析,提出意见及建议,有相应记录。

2. **病例讨论制度**　每 1~2 个月部门内部组织一次疑难、复杂以及罕见病例讨论。对检查结果与组织病理结果不相符、漏诊、过度诊断及治疗等病例组织讨论,并有会议记录。

3. **多学科会诊制度**　对检查、阴道镜以及组织病理结果相差两个级别及以上的病例以及诊断子宫颈癌的病例,每季度组织一次包括细胞学、HPV 检测、阴道镜、病理、妇科肿瘤等多学科的会诊,讨论并查找可能的问题,发现并指导今后的管理工作,并有会议记录。

4. **质控制度**　每周进行内部质控,定期接受上一级有关部门的质控,对质控所发现的问题进行整改并反馈整改内容。

（二）制度质控

1. **质控标准**　具备上述相关制度，并且相关制度内容合理、完善。

2. **质控方法**　现场查阅相关资料，了解有无相关制度，确定相关制度的具体内容是否合理，是否具有可操作性，是否根据相关制度开展工作。

五、数据采集和信息登记

（一）数据采集和信息登记要求

1. **阴道镜检查登记本**　检查日期、患者姓名、年龄、联系方式、筛查结果、阴道镜检查指征、阴道镜检查是否满意、阴道镜评估结果、进一步处理意见、是否取活检、送检标本的详细记录。

2. **可疑/阳性病例随访登记本**　患者姓名、年龄、联系方式，筛查异常结果、阴道镜评估结果、组织病理结果、进一步处理建议告知，告知日期以及被告知人。

对于以上相关内容应分别由相关服务提供者完整准确填写，由相关科室负责人审核后准确上传并留档。

（二）数据采集和信息登记质控

1. **质控标准**　具有上述登记记录，且登记记录信息完整、准确。

2. **质控方法**　现场观察了解有无上述登记本，登记本记录是否完整、准确。

3. **质控指标**　记录完整率和准确率应达 95% 以上。

六、操作流程和内容

（一）检查前

1. 复习患者病例，了解阴道镜检查的主要指征和时机。

（1）主要指征：

1）细胞学异常：TBS 报告中 ≥ASC/AGC 或 ASC-US 伴高危 HPV 检测阳性。

2）HPV16/18 亚型或 HPV 高危型持续阳性。

3）VIA/VILI 阳性及可疑癌。

4）临床可疑病史和体征。

5）外阴、阴道可疑病变。

（2）时机：

1）对于筛查中发现的可疑浸润癌者（临床症状及检查、细胞学结果）建议 2 周内转诊阴道镜检查；对于筛查中发现的可疑高级别异常者建议 4 周内转诊阴道镜检查；对于筛查中发现的可疑低级别异常者或临界异常者建议 8 周内转诊阴道镜检查。

2) 如为细胞学筛查者,检查前应有细胞学结果,尽量 72 小时内避免阴道冲洗、刮片、妇科检查、用药、性生活等。

3) 严重炎症时先抗炎,绝经后妇女必要时先补充雌激素。

4) 最佳时间为月经中期,必要时可在月经周期的任何时间。

5) 异常子宫出血或绝经后出血者,除外其他引起出血的病因后,任何时间均可。

6) 流产后 1 个月,产后 6~8 周。

2. 检查前准备

(1) 阴道镜检查前,受检者至少 48 小时内禁止阴道性交、冲洗和上药;尽量避开经期检查,如果必要,阴道镜检查也可以在月经期的任何时间进行,但不应在月经最大出血期进行。

(2) 告知患者操作的步骤,向被检者解释检查程序,可能的检查结果,进一步追访的重要性及必要性,并提前告知检查过程中可能的感受及应对措施,如引起烧灼感或疼痛等不适感。确信患者已经了解并知情同意,必要时签署知情同意书。

(二) 检查中

1. 检查要点　阴道镜检查应在 5% 醋酸溶液湿敷子宫颈 / 阴道一分钟后,一般用放大技术 (5~40 倍) 检查记录子宫颈 / 阴道被覆上皮,评价有无癌及癌前病变、病变部位及范围,并在阴道镜指引下对可疑病变部位取活检标本。阴道镜检查时建议顺序使用三种化学试剂:生理盐水、5% 醋酸溶液和复方碘溶液。

2. 检查步骤及注意事项

(1) 轻置窥阴器,充分暴露子宫颈及穹隆;如不能充分暴露应查找原因,如炎症、出血或瘢痕等。

(2) 盐水棉球轻拭黏液和分泌物。

(3) 肉眼检查子宫颈形态、大小、色泽、白斑、赘生物等。

(4) 绿色滤光镜仔细观察血管:使用生理盐水棉球湿敷子宫颈,在阴道镜15 倍放大下使用绿光观察子宫颈有无异常血管及类型。

(5) 涂 5% 冰醋酸棉球浸湿子宫颈表面,约 60 秒,仔细识别转化区,并判定转化区类型,如果鳞柱交界不能完全可见,建议检查子宫颈管。动态观察3~5 分钟,了解子宫颈上皮醋酸后的颜色变化,尤其注意邻近鳞柱交界转化区内的异常变化;假如鳞柱交界不能完全看见,属转化区 3 型,阴道镜检查定义为不充分或不满意,应行子宫颈管内膜搔刮术 (ECC)。

(6) 调焦 (20~30cm),调整放大倍数 6~15 倍,全面观察子宫颈、穹隆上皮和血管有无异常,包括白斑、溃疡、可疑的外生物、囊肿、疣状物等;识别新鳞柱交界(SCJ)和转化区类型,判断子宫颈有无病变及程度(病变部位、范围和大小等);如 SCJ 未见或部分可见,可用颈管扩张器或其他辅助器械(如钳子、镊子、棉棒),协助观察颈管内 SCJ 和转化区上界;了解子宫颈暴露是否充分。

(7) 全面观察:子宫颈及穹隆被覆上皮,如果可疑外阴、阴道和肛周有病变,应进行相应检查并记录,以防漏诊。

(8) 碘试验:对于初学者或病变不清晰或不确定,可用复方碘溶液棉球涂布子宫颈,观察子宫颈被覆上皮的碘染色。

(9) 结合生理盐水醋酸以及碘染色下的子宫颈上皮的变化作出阴道镜的评估,必要时在子宫颈异常区和可疑区取多点子宫颈组织活检,并将组织放进已预先标记好的中性甲醛标本瓶中;此操作后注意有无活动性出血,可使用棉球或纱布压迫止血。

(10) 如 SCJ 内移或病变伸入颈管,可进行子宫颈管搔刮(ECC)。

(11) 细胞学异常、阴道镜检查未见异常或不满意时,可行 ECC 以评估颈管内有无病变;对可疑子宫颈高度病变或浸润癌时,可行子宫颈锥切术明确诊断。

(12) 妊娠妇女仅在可疑子宫颈浸润癌(细胞学或妇科检查)时,建议阴道镜下取活检,但禁忌 ECC。

(13) 活检后应注意止血,标记活检部位。

(三) 检查后

1. 告知患者

(1) 向被检者解释阴道镜所见。

(2) 提出下一步观察或诊治意见。

(3) 出具图文报告单。

(4) 告知取活检的妇女回家后的注意事项:

1) 禁止性生活 10~14 天。

2) 至少 48 小时内不宜做阴道冲洗、刮片、妇科检查、用药等,若有填塞纱布,嘱 24 小时内自取或去医院取出。

3) 如出现以下症状和体征:活动性出血、严重的绞痛或者下腹疼痛,脓性分泌物,发热,需立即到医院就诊。

(5) 确定复诊时间及地点,告知获得结果的时间及检查结果的重要性。

2. 采图及储存　采图应包括:醋酸前子宫颈原始图;盐水后绿色滤光图;涂醋酸后采集不同时间段的图像:醋酸后 1 分钟、2~3 分钟,及病变最典型处及绿色滤光放大采图;若行碘染色,涂碘后 20 秒左右采图。

存储:所有采集图片均应保留并定期备份,至少保存 3 年。

七、阴道镜满意度评价及诊断标准

(一)阴道镜满意度评价

1. 子宫颈转化区类型的评估　Ⅰ型指转化区全部位于子宫颈外口以外,完全可见;Ⅱ型指部分转化区位于子宫颈外口以内,但在器械的协助下完全可见;Ⅲ型指转化区部分位于子宫颈外口以内,不能全部可见。

2. 满意的标准

(1)满意的标准:子宫颈可充分暴露,阴道镜下鳞柱交界完全可见,转化区Ⅰ型、Ⅱ型转化区。

(2)不满意的标准:子宫颈不能充分暴露(应注明原因:炎症、出血或瘢痕等)阴道镜下鳞柱交界部分或完全不可见,转化区Ⅲ型。

(二)阴道镜诊断标准

1. 正常阴道镜所见　成熟鳞状上皮、柱状上皮(外移)、正常转化区(包括化生鳞状上皮、纳囊、腺开口),萎缩鳞状上皮和妊娠期蜕膜。

2. 异常阴道镜所见　应描述病变部位(转化区内、外,可以时钟作为标识)、病变范围及大小(病变累及的象限和所占子宫颈表面面积的百分比)。

(1)低度病变:醋白上皮薄,边界不规则呈地图样、羽毛样、锯齿样等,无血管或见细小、均一的点状血管和(或)镶嵌。醋白上皮出现较慢,消失较快。

(2)高度病变:醋白上皮快速出现,缓慢消失。醋白上皮浓厚或致密,边界清晰、锐利或卷曲,表面粗糙不平或脊样隆起。可见粗大点状血管和(或)镶嵌。袖口状腺体开口。如果病变范围广,出现异型血管,要除外早期浸润癌。

(3)非特异性改变:白斑(醋酸前即可见的白色病变,包括角化、过度角化。应取活检,除外子宫颈癌前病变)、糜烂、复方碘液染色(即着色或不着色)。

(4)可疑浸润癌:外生型病变(菜花样、乳头状)或内生型病变(结节、溃疡或空洞),肿瘤表面合并感染、坏死。表面不规则,易触血、渗血或出血。

(5)其他:先天性转化区、湿疣、息肉(子宫颈外口、子宫颈管内)、炎症、狭窄、先天异常、治疗后子宫颈改变(子宫颈变形、扭曲、瘢痕、增厚或者黏膜脆性增加)、子宫内膜异位症等。

国际阴道镜新术语(IFCPC,2011)

阴道镜新术语包括5部分:总体评估、正常阴道镜所见、异常阴道镜所见、可疑浸润癌和杂类,详见表4-3。

八、阴道镜检查图文报告的要求

(一)必须记录的内容

1. 患者姓名、年龄、出生日期、阴道镜检查日期、末次月经或绝经年限、孕/

表 4-3 IFCPC 子宫颈的阴道镜新术语(2011)

总体评估		● 充分 / 不充分,注明原因(＊子宫颈炎症,出血,瘢痕等) ● 鳞柱交界:完全可见,部分可见,不可见 ● 转化区类型:1 型,2 型,3 型	
正常阴道镜所见		原始鳞状上皮 ● 成熟 ● 萎缩 柱状上皮 ● 外移 化生鳞状上皮 ● 纳氏囊肿 ● 腺开口隐窝 妊娠期蜕膜	
异常阴道镜所见	一般原则	病变的部位:转化区以内或以外,时钟标识病变部位 病变大小:病变所覆盖四个象限的数目,所占子宫颈的百分比	
	1 级(低级别的)	薄的醋白上皮不规则,地图样边界	细镶嵌 细点状血管
	2 级(高级别的)	厚醋白上皮,醋白出现速度快,袖口状腺开口隐窝	粗镶嵌 粗点状血管 边界锐利 内部边界标志 隆起
	非特异	白斑(角化,过度角化),糜烂 Lugol 染色(Schiller 试验):染色 / 不染色	
可疑浸润癌		非典型血管 其他征象:脆性血管,表面不规则,外生型病变,坏死,溃疡(坏死的),肿瘤 / 新生肿瘤	
杂类		先天性转化区 湿疣 息肉(子宫颈外口 / 子宫颈管内) 炎症	狭窄 先天异常 治疗后结果 子宫内膜异位症

产次(G/P)。

2. 阴道镜检查指征、既往子宫颈活检部位及相应的病理结果、简要的临床症状(如:性交出血 / 阴道排液等)。

3. 阴道镜总体评估

（1）充分/不充分：不充分请注明原因（子宫颈严重炎症、出血、瘢痕等）。

（2）鳞柱交界：完全可见，部分可见，完全不可见。

（3）转化区类型：1 型，2 型，3 型。

4. 阴道镜拟诊

（1）正常（阴性）。

（2）异常：低度病变；高度病变非特异病变：白斑、糜烂、碘染色着色/不着色等。

（3）可疑浸润癌。

（4）其他：宫体[湿疣、炎症、息肉，"子宫颈治疗后的改变"（狭窄、变形、扭曲、瘢痕、增厚或者黏膜脆性增加）、子宫颈内膜异位症等]。

（5）处理建议。

（二）插入图像要求

在阴道镜图文报告中插入 2~4 幅清晰的数码图像，作为阴道镜诊断的医疗数据。选择图像的标准：

1. 选择的图像应能反映阴道镜检查是否充分（或满意），转化区类型，鳞柱交界的可见性。初学者要求有涂酸前及涂酸后的图像。

2. 选择的图像应能反映病变的部位与大小或面积，如：子宫颈病变 HSIL 位于子宫颈外口的右上象限、左上象限与左下象限，或病变占子宫颈的百分比。

3. 选择的图像应能反映病变的性质与级别，如：醋酸白上皮为致密厚实的牡蛎灰色，碘染呈"芥末黄"，可见粗点状血管和粗镶嵌，提示子宫颈病变为 HSIL。

4. 选择的图像应能显示柱状上皮开口处被覆致密厚实的醋酸白环，提示病变累及腺体或警惕腺上皮病变（或与鳞状上皮病变并存）。

九、阴道镜下活检

（一）活检指征

1. 细胞学结果为 ASC-H、HSIL、SCC、≥AGC，无论阴道镜检查是否发现病变，均应取活检。

2. 阴道镜经验不足者，细胞学 ASC-US 合并高危 HPV 阳性，或 LSIL 者，无论阴道镜检查有无病变，也可四象限随机活检。

3. 细胞学异常，但阴道镜检查不满意者。

4. 阴道镜下发现异常转化区者应在阴道镜指引下行多点活检，未行活检应注明原因，如妊娠、直接选择诊断性锥切术等。

5. 临床可疑子宫颈病变。

（二）活检方法及部位选择

1. **直接活检**　阴道镜检查可疑病变或异常转化区，在病变最严重的部位取材。

2. 随机活检　筛查试验阳性或临床可疑,阴道镜检查正常,应在四象限鳞柱交界部或接近鳞柱交界部的转化区内多点活检(不需刻意在 3°、6°、9°、12° 取活检)。

(三) 取子宫颈活检的步骤

1. 活检部位首选每个象限最异常的区域。

2. 应多点活检。

3. 通常应靠近鳞柱交界(SCJ)的区域。

4. 应先取子宫颈后唇,后取前唇,以免因前唇的创面出血影响后唇的取材。

5. 阴道镜检查不满意时应注意评价子宫颈管。

十、阴道镜下颈管内膜刮取术(ECC)

(一) 指征

1. 子宫颈细胞学异常,阴道镜检查未见异常或不满意,或阴道镜下活检阴性。

2. 子宫颈细胞学提示腺上皮病变。

3. 细胞学≥HSIL,阴道镜图像未见高级别病变时,子宫颈活检同时行ECC。

4. 无论细胞学结果是否异常,阴道镜下为高度病变者可行 ECC。

5. 阴道镜下病变向子宫颈管内延伸时,可行 ECC 助诊。

6. 临床可疑子宫颈管内病变(包括阴道流水、流血、黏液过多,子宫颈颈管增粗质硬等),即使子宫颈外观未见异常也应 ECC。

(二) 操作方法

常规消毒阴道、子宫颈后,用小号刮勺全方位搔刮颈管内膜 1~2 周。将刮出物(包括颈管内膜组织及黏液、血液)立即放入甲醛液中,全部送病理。

十一、诊断性子宫颈锥切术指征

1. 对于细胞学高度异常、阴道镜下未见异常或阴道镜指引下多点活检病理结果无 CIN1、2、3 及以上病变检出,经复核细胞学、阴道镜以及病理结果不能除外高级别病变时建议行诊断性锥切术。

2. 对于子宫颈细胞学以及阴道镜下图像高度可疑浸润癌时应建议诊断性锥切术(细胞学高级别及以上异常、阴道镜下高级别病变范围广泛累及 3 个及以上象限并向子宫颈管内延伸时)。

3. 细胞学 AGC 倾向瘤变、原位腺癌(AIS)者建议行诊断性锥切术。

4. 子宫颈活检病理提示 AIS 时。

十二、操作流程及诊断能力质控

(一)内部质控

1. **质控标准**　操作流程和报告符合上述要求,诊断结果准确,阴道镜诊断结果与活检组织病理学检查结果相符合。阴道镜下活检或锥切术后用于病理检查的标本应符合病理检查的要求。

2. **质控方法**　每周应由上级阴道镜医生随机抽查10%阴道镜检查病例,了解操作者的检查流程是否规范,诊断结果是否准确。对阴道镜判断结果与活检组织病理学结果进行比较,了解两者的符合率。通过与病理科沟通,了解阴道镜下活检或锥切术后用于病理检查的标本是否符合病理检查的要求。

3. **质控指标**　阴道镜检查流程规范率应≥90%;阴道镜报告内容的规范率≥90%;阴道镜检查结果符合率应≥80%;阴道镜检查诊断高级别病变(HSIL)与活检病理检查结果符合率应≥60%;阴道镜下活检或锥切术后用于病理检查的标本符合病理检查要求的比例≥90%(详见第五章"质量控制及评价指标")。

(二)外部质控

1. **质控标准**　操作流程和报告符合上述要求,诊断结果准确,阴道镜诊断结果与活检组织病理学检查结果相符合。

2. **质控方法**

(1)查阅近一年阴道镜检查的记录,了解记录的完整性以及近一年的阴道镜数量及细胞学 - 阴道镜诊断以及病理的符合情况。

(2)随机调阅10~20份阴道镜检查报告,了解报告的规范性。

(3)事先预约受检者,进行检查人员的操作考核,观察每一名检查人员对2~3名妇女进行阴道镜检查操作的全过程,了解检查人员对阴道镜指征是否掌握、操作流程是否规范,检查内容是否全面,处理是否妥当等。

3. **质控指标**　同内部质控。

十三、相关资料——阴道镜检查使用的三种化学制剂及原理

阴道镜检查建议依次使用三种化学试剂,即:生理盐水、5% 醋酸溶液和复方碘溶液,按照先后顺序依次进行阴道镜检查。

(一)生理盐水的使用

使用生理盐水目的:清洁作用,检查子宫颈 / 阴道有无黏膜白斑或异型血管。

黏膜白斑不同于醋酸白上皮,可在施加醋酸前见到,呈扁平、隆起、反光增强的白色斑块。黏膜白斑必须取活检,其组织学诊断多为湿疣,也可能是CIN2-3。黏膜白斑有时会在施加醋酸后消失。

血管经生理盐水作用后易于显现。增强血管结构的绿色滤光片能吸收红

光,使血管呈黑色,并能在绿色背景上显现得更清楚。

异型血管的外观常常是粗大的或者是杂乱分叉/形态不规则的。异型血管的出现,常常提示为子宫颈浸润癌。

(二)5% 醋酸溶液(蒸馏水 95ml+ 纯冰醋酸 5ml)的使用

使用 5% 醋酸溶液目的:显现子宫颈鳞柱交界(SCJ)和转化区与病变部位。

方法:用蘸取 5% 醋酸溶液的大棉球湿敷子宫颈 1 分钟,然后用干棉球将多余的液体吸走。观察醋酸反应的重点是子宫颈。

正常子宫颈柱状上皮与未成熟鳞状化生上皮,经醋酸作用后,可引起短暂的上皮肿胀与变白,即醋酸白试验阳性,而周围正常的成熟分化的鳞状上皮则保持原来的粉红色(醋酸反应阴性)。正常转化区对醋酸试验的反应,大约会在 1~2 分钟后逐渐消退。

多数高级别 CIN(HSIL)上皮,醋酸白反应速度快,持续时间长,消退缓慢。相反,低级别 CIN(LSIL)上皮,醋酸白反应速度慢,持续时间短,消退快。因此,施加醋酸后,通过阴道镜可动态观察子宫颈转化区对醋酸反应的变化。

对阴道穹隆也要同时做阴道镜下的细致观察,以识别有无与子宫颈同级别的癌前期病变(vaginal intraepithelial neoplasia,VaIN)。高级别 VaIN 的特征是:厚厚的醋酸白上皮与复方碘染色不着色。

如有必要,外阴/肛周的皮肤也应在醋酸作用后 3 分钟进行观察:界限清晰的醋酸白上皮环绕着苔藓化的、扁平隆起的色素性斑块,是高级别外阴上皮内瘤变(vulva intraepithelial neoplasia,VIN)的形态学特征。

(三)5% 复方碘溶液(蒸馏水 100ml+ 碘 5g+ 碘化钾 10g)的使用

方法:用蘸取 5% 复方碘溶液的棉棒或小棉球轻轻地、触压式地、依次涂抹在子宫颈/阴道的观察区域。

正常/成熟分化的鳞状上皮中、表层细胞质内富含糖原,可被复方碘溶液染成赭色或黑色,为复方碘染色着色,这是正常鳞状上皮成熟与分化的表现。

糖原缺乏是鳞状上皮分化异常的特征,子宫颈癌与 CIN 均位于上皮不成熟分化的区域内,因此,复方碘染色不着色。柱状上皮或未成熟鳞状化生上皮,其上皮内缺乏糖原,复方碘染色不着色。绝经期后或雌激素缺乏的妇女,因糖原生成不足,复方碘染色不着色。

不同级别的 CIN 对复方碘溶液的反应呈现出有规律的染色变化:典型的 HSIL 可被复方碘溶液染成灰暗/肮脏的芥末黄色。LSIL 则为明亮的橘黄色,或呈龟背样、斑点状的碘染色特征。有时子宫颈或阴道的醋酸白变化并不明显,而使用了复方碘溶液后,才出现了更加鲜明的黄/褐色对比。

子宫颈/阴道的急性炎症也可以影响碘染色反应。滴虫性阴道炎可在富含糖原的鳞状上皮区出现密集的、小而弥散的斑点,这些斑点对复方碘染色不着色,形成"草莓状子宫颈"的染色特征。

第六节　组织病理学检查质量保障和质量控制

组织病理学检查特别是病理切片的阅片是子宫颈癌检查中重要的组成部分,阅片质量的好坏,将会严重影响子宫颈癌检查的最终结果。组织病理学检查的质控内容至少包括病理室环境、制片和阅片设备、制片流程和阅片能力等方面。

一、检查设备

(一) 设备要求

取材台、标本储存柜、取材所需各种工具、全自动脱水机、包埋机、切片机、染色机(或手工染色)、免疫组化仪或手工免疫组化、电光源双目光学显微镜、图文报告系统、切片和蜡块储存柜、资料储存柜。

(二) 设备质控

1. **质控标准**　具备上述组织病理学检查的各种设备、物品及试剂。

2. **质控方法**　现场观察是否具备细胞学制片和阅片所需设备、物品和(或)试剂,试剂配制、保存是否正确,试剂是否在保质期内。

二、检查人员

(一) 人员能力要求

1. 病理科签发病理报告人员必须具有执业病理医师资质,主任应为副高或高年资主治以上资质人员,还应具有医师资格并具有 5 年工作经验的病理医师 1~2 名,其他人员 2~3 人。

2. **每日工作量**　每人每天诊断病例数量不超过 50 例。

(二) 人员质控

1. **质控标准**　提供相关服务的人员应符合上述人员能力的要求,每日工作量不应超过上述要求。

2. **质控方法**　现场询问和考核。

三、检查环境

(一) 环境要求

1. **取材室**　具有通风或空气净化系统。

2. **标本储存室**　具有通风或空气净化系统。

3. **制片室**　具有通风系统。

4. **阅片室**　具有通风系统,并且要宽敞明亮。

5. **病理资料室**　要有足够的空间存放病理切片、蜡块和相关病理资料，要求温度、湿度适宜。

6. **病理科废液及剩余人体组织标本处理**　要有废液处理设备或由有资质公司回收病理标本制作过程中产生的废液，剩余组织标本应由院方联系送至本地区所属殡仪馆进行火化处理。

（二）环境质控

1. **质控标准**　环境符合上述要求。

2. **质控方法**　现场观察环境是否符合条件，有无需要改进的地方。

四、相关制度

（一）制度要求

1. **标本接收制度**

（1）标本应由专人负责接收。标本接收人员需核对病人的姓名、性别、年龄、病案号、送检单位 / 科室，标本与申请单所标送检部位是否一致并核实送检标本份数，有无固定液（10% 中性甲醛）。

（2）如申请单填写字迹潦草或有疑问时，病理科可拒收标本并请送检医师核实后再送检。

2. **取材制度**

（1）技术员应将当天取材标本的申请单编号，标本排序并与申请单、病理编号核对。

（2）取材医师应与技术员再次核对标本的姓名、送检标本数。如有疑问，可请标本收取者核对，无误后再取材。

（3）取材时，要做好大体标本的描述及记录取材块数，有条件者应在电脑工作站中做好记录，并对大体标本进行照相保存。

（4）取材过程中及取材后，取材医师应与技术员再次核对取材的包埋框编号及总数，核实无误后技术员在工作单上签名认可，并放入脱水机中。

3. **制片与交接制度**

（1）技术员包埋组织蜡块后，蜡块编号及蜡块总数应与申请单及工作单再次核对。

（2）制片后，切片与申请单及工作单核对无误后交与诊断医师，如有脱片等特殊情况，在工作单上注明，由技术员负责重新制片。

4. **医师阅片二级检诊制度**

（1）进行病理诊断时，应首先核对切片号码、标本种类及组织块是否相符；应认真阅读申请单提供的各项资料和大体描述，全面、细致地阅片，切勿遗漏任何部分。注意各种有意义的病变。

（2）应了解患者既往 TCT 及 HPV 检查情况。必要时应向有关临床医师了解更多的临床信息。

（3）初检病理医师,应提出初诊意见,送交主检病理医师复查和审核,并签字。

（4）负责复检的病理医师应认真阅读活检记录单中关于标本巨检的有关描述,核对切片数,必要时亲自观察标本,补充或修正病变描述,指导或亲自补取组织标本。

（5）有条件者,应对必要的病例进行免疫组化染色,以辅助诊断。镜检完毕要提出切片质量的意见。

（6）主检病理医师对难以明确诊断的病例,应提请科内上级医师会诊或院外进行会诊。

5. **病理报告签发制度**

病理报告的签发必须是有资质的病理科医师,对疑难病例二级检诊的医师都要进行签字,没有病理医师签发的病理报告视为无效。

（二）制度质控

1. **质控标准**　具备上述相关制度,并且相关制度内容合理,完善。

2. **质控方法**　现场查阅相关资料,了解有无相关制度,确定相关制度的具体内容是否合理,具有可操作性。

五、数据采集和信息登记

（一）数据采集和信息登记要求

1. **患者信息采集本**　患者姓名、年龄、月经史、临床症状、细胞学检查结果、HPV 检测结果,患者基本信息储存在计算机中可供随时调阅、统计、分析之用。

2. **病理结果登记本**　内容包括登记日期、报告日期、患者姓名、年龄、病理号、病案号(检查编号)、送检标本、临床主要诊断、主要的病理诊断。

3. **会诊登记本**　登记日期、会诊日期、患者姓名、病理号、病案号(检查编号)、送检标本、主要的病理诊断、会诊意见。

4. **标本签收本**　接收日期、患者姓名、病案号(检查编号)、送检标本、标本数量、送检人签字、接收人签字。

5. **发送报告本**　发送日期、患者姓名、病理号、病案号(检查编号)、发送人签字、接收人签字。

（二）数据采集和信息登记质控

（1）质控标准:具有上述登记记录,且登记记录信息完整、准确。

（2）质控方法:随机抽查标本接收记录、制片记录、判读结果记录、报告内容、报告发放记录、阳性涂片复查及阴性涂片抽查记录等,了解有无相关记录,记录完整。

（3）质控指标：记录完整率和准确率应达 95% 以上。

六、制片和阅片质控

组织病理学制片及阅片质控主要分为室内质控和室间质控。

（一）室内质控

每季度或每月由科主任指定专人负责以下质控工作。

1. **制片质量控制**

（1）质控标准：切片质量优良，染色满意。

（2）质控方法：①随机抽取 20 例组织切片，检查切片质量优良率，并查找分析原因。②如开展免疫组化染色，同时也要随机抽取 20 例免疫组化切片，检查染色情况及抗体着色部位是否准确等，评定免疫组化切片的优良，并查找分析原因。③以上考评结果交科主任查阅并签字，并在科室会议上总结，提出整改措施。

（3）质控指标：病理切片质量满意率应 ≥95%。

2. **阅片质控**

（1）质控标准　报告发出及时（发出报告的时限：小标本 3 个工作日，大标本 5 个工作日，如果为疑难病例或做免疫组化染色，则顺延 2~3 个工作日），诊断准确（复核者和阅片人员对同一张涂片的判读不应相差两个级别以上）。

（2）质控方法：①随机抽取 20 份活检或手术标本报告及切片，检查符合率及报告发出是否及时，并查找分析原因。②随机抽取 20 份病理报告检查以下几方面内容：病理诊断是否准确；有无执行初查及复查制度、疑难病例会诊；签发报告人亲笔签名。③以上考评结果交科主任查阅并签字，并在科室会议上总结，提出整改措施。

（3）质控指标：组织病理检查结果符合率应 ≥90%。

（二）室间质控

1. **质控标准**　同室内质控。

2. **质控方法**

（1）由本地病理质控中心组织相关病理专家对切片质量、病理诊断进行全面质控，质控专家随机抽取 10 例病理切片及病理诊断报告，对报告诊断准确性、报告签发时间、切片及免疫组化质量进行分析，提出问题并要求被质控单位提出整改措施。

（2）有条件者，应积极参加全国或各省市举办的病理切片比赛或相关质控活动，以提高自身的病理技术水平。

3. **质控指标**　同室内质控。

七、病理检查相关规范（详见附录部分）

第七节　异常结果的管理

一、VIA/VILY 异常结果的处理

所有筛查中 VIA/VILI 阳性者均应转诊阴道镜检查。

二、细胞学异常结果的处理

所有筛查异常者（巴氏Ⅱb级及以上或 TBS 报告中≥ASC/AGC 或 ASC-US 伴高危 HPV 检测阳性，HPV16、18 亚型阳性，有可疑临床症状或检查发现可疑子宫颈浸润癌者）均应转诊阴道镜检查。

1. **转诊阴道镜等待时间**　对于筛查中发现的可疑浸润癌者（临床症状及检查、细胞学结果）建议 2 周内转诊阴道镜；对于筛查中发现的可疑高级别异常者建议 4 周内转诊阴道镜；对于筛查中发现的可疑低级别异常者或临界异常者建议 8 周内转诊阴道镜。

2. **阴道镜诊断**

（1）转诊阴道镜指征：阴道镜检查前应具体注明筛查的结果或异常的症状或可疑的体征。

（2）筛查时细胞学不满意的标本复查间隔时间应不早于 2 个月。

（3）阴道镜检查时应记录：

1）阴道镜转诊原因。

2）细胞学异常级别。

3）子宫颈暴露是否充分（或满意），如不充分（或不满意）应注明原因。

4）鳞柱交界是否完全可见。

5）转化区类型。

6）病变大小、位置、是否向颈管内延伸及延伸程度。

7）阴道镜特征。

8）阴道镜图像的病变级别。

（4）阴道镜检查时应注意除外浸润性病变，对于细胞学以及阴道镜下图像高度可疑浸润癌时应建议诊断性锥切术（细胞学高级别及以上异常、阴道镜下高级别病变范围广泛累及 3 个及以上象限并向子宫颈管内延伸时）。

对于细胞学高度异常、阴道镜下未见异常或阴道镜指引下多点活检病理结果无 CIN2、3 及以上病变检出，经复核细胞学、阴道镜以及病理结果不能除

外高级别病变时建议行诊断性锥切术。

（5）对于细胞学可疑腺上皮异常者阴道镜检查时须评估子宫颈管,对于细胞学 AGC 倾向瘤变、原位腺癌者建议行诊断性锥切术。

（6）子宫颈细胞学提示不典型子宫内膜细胞,年龄≥45 岁或有不规则阴道出血等症状时应建议行子宫内膜评估。

三、HPV DNA 检测异常结果的处理

1. HR-HPV 阳性细胞学未见异常的妇女建议 12 个月复查细胞学和 HR-HPV 检测。

2. HR-HPV 阳性细胞学未见异常的妇女,如果 HPV16、18 亚型阳性建议立即转诊阴道镜检查。

四、阴道镜异常结果的处理

1. 阴道镜下发现异常转化区者应在阴道镜指引下行多点活检,未行活检应注明原因,如妊娠、直接选择诊断性锥切术等。

2. 对于细胞学异常阴道镜下未见异常、转化区 3 型或病变向子宫颈管内延伸时应注意评估子宫颈管。

3. 对于细胞学高度异常阴道镜下可见异常转化区或阴道镜下未见异常、阴道镜指引下多点活检病理结果无 CIN2,3 及以上病变检出,经复核细胞学、阴道镜以及病理结果不能除外高级别病变时建议行诊断性锥切术。

4. 腺上皮异常 AGC 倾向瘤变、原位腺癌阴道镜下有或无异常转化区均建议行诊断性锥切术。

五、病理异常结果的处理

1. 异常结果处理原则

（1）病理结果为 CIN1 时:

1）细胞学 ASC-US、LSIL 等经组织学诊断为 CIN1 时,建议随访。

2）细胞学 HSIL、ASC-H 等经组织学诊断为 CIN1 隐藏较高 CIN3 风险时,处理应慎重,尤其是阴道镜检查不充分者,必要时需选择子宫颈诊断性锥切术。

（2）病理结果为 CIN2,3 时:CIN3 必须治疗,可忽略年龄或对未来生育的影响;CIN2 为治疗阈值,可根据细胞学、既往筛查史、未来生育要求、年龄、阴道镜检查是否充分、阴道镜诊断及活检方式等综合评估,必要时可行 P16 免疫组化染色协助评判。对于年轻有生育要求者建议保守观察。

（3）原位腺癌（AIS）时:对于无生育要求者建议行全子宫切除术,对于有生育要求者建议在知情同意的前提下行子宫颈锥切术,并应确保:

1）切除用于病理评估的标本应完整。

2）病理科应对送交的标本行全面评估。

3）标本切缘应保证无病变。

2. 子宫颈癌前病变的治疗

（1）治疗标准：

1）对于确诊的子宫颈癌前病变患者应充分告知其治疗的必要性并签署知情同意书。

2）所有需进行治疗的妇女，术前必须进行阴道镜评估。

3）所有治疗必须有完整规范的记录。

4）组织学确诊的子宫颈癌前病变必须在 4~8 周内完成治疗，推迟治疗者应注明原因，如妊娠等。

5）治疗引起的出血需采取再次止血治疗的比例应小于 5%。

6）应治疗所导致的严重并发症（脏器损伤、严重出血、感染等）的比例应小于 2%。

（2）治疗方法：对于组织学确诊的子宫颈癌前病变应建议治疗，治疗方法包括物理治疗以及切除性治疗。

1）物理治疗：包括冷冻、微波、激光等，现有证据证明各种物理治疗方法间无显著性差异。采用物理治疗前应确保：

- 整个转化区均可见。
- 无腺上皮异常的证据。
- 无子宫颈浸润性病变证据。
- 细胞学及组织性结果间无明显差异。

2）手术治疗：包括 LEEP、CKC、激光切除术等。

- 切除手术应在阴道镜下完成。
- 应记录切除类型，切除物厚度、长度及周径。
- 标本应尽可能完整。
- 组织学报告应注明标本切缘状态（未累及、累及以及切缘状况不明）。
- 手术后组织学结果回报后应安排复诊，制订进一步随访或治疗方案。
- 对于手术后病理升级的妇女应转诊肿瘤科医师。
- 对于手术后病理明确为 AIS 妇女应建议行子宫全切术，对于有生育要求的 AIS 妇女在确保切缘阴性、知情同意的前提下可严密随访；切缘阳性者需再次行子宫颈锥切术。
- 对于手术后切缘病变累及或切缘状况不明者应加强随访，术后 4~6 个月复查，建议同时行细胞学、HR-HPV 和阴道镜以及 ECC 检查。
- 对于手术后病变持续存在或复发者建议再次手术。

第五章　质量控制及评价指标

第一节　质量控制及评价的主要指标

一、过程指标

(一) 检查及覆盖情况

1. 子宫颈癌检(筛)查率 / 任务完成率(%)。

2. 子宫颈癌检查覆盖率(%)。

(二) 随访情况

1. 细胞学检查结果异常者阴道镜检查的比例(%)。

2. VIA/VILY 检查结果异常者阴道镜检查的比例(%)。

3. 阴道镜检查结果异常者病理检查比例(%)。

(三) 治疗情况

1. 癌前病变治疗率(%)。

2. 浸润癌治疗率(%)。

(四) 评估情况

1. 妇科检查规范率(%)。

2. VIA/VILY 检查规范率(%)。

3. VIA/VILY 检查结果符合率(%)。

4. 子宫颈细胞学检查结果符合率(%)。

5. 阴道镜检查规范率(%)。

6. 阴道镜检查结果符合率(%)。

7. 子宫颈组织病理检查结果符合率(%)。

二、结果指标

(一) VIA/VILI 检查结果

VIA/VILI 检查异常检出率(%)。

（二）HPV 检测结果

HPV 阳性检出率（%）。

（三）细胞学检查结果

1. ASC 检出率（%）。

2. ASC-H 占 ASC 的比例（%）。

3. ASC-US 中 HR-HPV 感染率（%）。

4. ASC-H 中 HR-HPV 感染率（%）。

5. LSIL 检出率（%）。

6. LSIL 中 HR-HPV 感染率（%）。

7. HSIL 检出率（%）。

8. HSIL 中 HR-HPV 感染率（%）。

9. ASC 与 SIL 的比例（%）。

10. AGC 检出率（%）。

11. AGC 中 HR-HPV 感染率（%）。

（四）阴道镜检查结果

阴道镜检查异常检出率（%）。

（五）组织病理学检查结果

1. CIN1 检出率（%）。

2. CIN2 检出率（%）。

3. CIN3$^+$ 检出率（%）。

4. 癌前病变检出率（1/10 万）。

5. 子宫颈癌检出率（1/10 万）。

6. 早诊率（%）。

（六）细胞学和病理检查结果的关系

1. 细胞学结果为 ASC-US，阴道镜活检组织病理结果为 CIN2$^+$ 的检出率（%）。

2. 细胞学结果为 ASC-H，阴道镜活检组织病理结果为 CIN2$^+$ 的检出率（%）。

3. 细胞学结果为 LSIL，阴道镜活检组织病理结果为 CIN2$^+$ 的检出率（%）。

4. 细胞学结果为 HSIL，阴道镜活检组织病理结果为 CIN2$^+$ 的检出率（%）。

5. 细胞学结果为 HSIL，术后组织病理结果为 CIN2$^+$ 的检出率（%）。

6. 细胞学结果为 AGC，阴道镜活检组织病理结果为 CIN2$^+$ 的检出率（%）。

（七）HPV 检测结果与病理检查结果的关系

HPV 检测结果阳性，阴道镜活检组织病理结果为 CIN2$^+$ 的检出率（%）。

（八）阴道镜检查结果和病理检查结果的关系

阴道镜检查诊断高度病变与活检组织病理结果符合率（%）。

三、影响指标

1. 子宫颈癌发病率(1/10 万)。
2. 子宫颈癌死亡率(1/10 万)。

第二节　质量控制及评价的主要指标说明

一、过程指标

(一) 检查覆盖情况

1. 子宫颈癌检(筛)查率 / 任务完成率(%)

定义	妇女接受子宫颈癌检(筛)查的比例
分子	某时间段某地区实际接受子宫颈癌检(筛)查的妇女人数
分母	同期内应该接受子宫颈癌检(筛)查的妇女人数
使用目的和意义	反映子宫颈癌检(筛)查工作的开展和进展情况
适用性	在已开展子宫颈癌群体检(筛)查工作的地区适用
数据来源	本地子宫颈癌检(筛)查工作统计表
优点与局限	能够为子宫颈癌检(筛)查工作提供基础数据,了解子宫颈癌检(筛)查工作的开展和进展情况
相关目标	中国妇女发展纲要(2011-2020 年)中提出到 2020 年"妇女常见病定期筛查率达到 80% 以上"[26]
备注	可计算不同时间段的变化趋势,进行地区之间的比较

2. 子宫颈癌检查覆盖率(%)

定义	在推荐间隔期间内进行子宫颈癌检查的妇女占目标妇女人群的比例 如:某地区 3 年内接受子宫颈癌检查的 35~64 岁妇女占所有 35~64 岁妇女的比例
分子	某时间段某地区在推荐间隔期间实际接受子宫颈癌检查的妇女人数
分母	同期内本地区内所有目标妇女人数
使用目的和意义	反映某地区子宫颈癌检查工作的覆盖情况
适用性	在已开展子宫颈癌群体检查工作的地区适用
数据来源	分子:本地子宫颈癌检查工作统计表 分母:本地相应年龄段妇女的统计数据

续表

优点与局限	能够为子宫颈癌检查工作提供基础数据,了解子宫颈癌检查工作的开展情况
相关标准	WHO 提出子宫颈癌检查覆盖率达到 80% 及以上是降低子宫颈癌发生率和死亡率的关键因素之一[8]
备注	可计算不同时间段的变化趋势,进行地区之间的比较

(二)随访情况

1. 细胞学检查结果异常者阴道镜检查的比例(%)

定义	细胞学检查结果异常者接受阴道镜检查的比例
分子	某时间段某地区子宫颈癌检查中细胞学检查结果异常(TBS 分类为 ASC-US 及以上或巴氏分类为ⅡB 及以上)者接受阴道镜检查的人数
分母	同期内细胞学检查结果异常的妇女人数
使用目的和意义	反映细胞学检查结果异常的随访情况
适用性	在以细胞学检查为初筛方法的子宫颈癌检查工作的地区适用
数据来源	本地子宫颈癌检查项目统计表
优点与局限	为子宫颈癌检查工作提供基础数据,了解细胞学检查结果异常的随访情况
相关标准	有研究表明,当覆盖率为 100%,子宫颈细胞学检查异常结果随访率为 50% 时,只能减少 52.7% 的子宫颈癌死亡的危险,而当覆盖率为 50%,随访率达到 100% 时,则可以减少 74% 的子宫颈癌死亡的危险[28],因此细胞学异常结果的随访率越高,降低子宫颈癌发生率和死亡率的可能性越大
备注	可计算不同时间段的变化趋势,进行地区之间的比较

2. VIA/VILY 检查结果异常者阴道镜检查比例(%)

定义	VIA/VILY 检查结果异常者接受阴道镜检查的比例
分子	某时间段某地区子宫颈癌检查中 VIA/VILY 检查结果异常者接受阴道镜检查的人数
分母	同期内 VIA/VILY 检查结果异常的妇女人数
使用目的和意义	反映 VIA/VILY 检查结果异常的随访情况
适用性	在以 VIA/VILY 为初筛方法的子宫颈癌检查工作的地区适用
数据来源	本地子宫颈癌检查项目统计表
优点与局限	为子宫颈癌检查工作提供基础数据,了解 VIA/VILY 检查结果异常的随访情况
相关标准或目标	随访率越高,降低子宫颈癌发生率和死亡率的可能性越大
备注	可计算不同时间段的变化趋势,进行地区之间的比较

3. 阴道镜检查结果异常者病理检查比例(%)

定义	阴道镜检查结果异常者接受病理学检查的比例
分子	某时间段某地区子宫颈癌检查中阴道镜检查结果异常(低度病变+高度病变+可疑癌+其他异常)者接受病理学检查的人数
分母	同期内阴道镜检查结果异常的妇女人数
使用目的和意义	反映阴道镜检查结果异常的随访情况
适用性	在已开展子宫颈癌检查工作的地区适用
数据来源	本地子宫颈癌检查项目统计表
优点与局限	为子宫颈癌检查工作提供基础数据,了解阴道镜检查结果异常的随访情况
相关标准或目标	随访率越高,降低子宫颈癌发生率和死亡率的可能性越大
备注	可计算不同时间段的变化趋势,进行地区之间的比较

(三) 治疗情况

1. 癌前病变治疗率(%)

定义	诊断为子宫颈癌前病变的妇女接受治疗的比例
分子	某时间段某地区子宫颈癌检查中子宫颈组织病理检查结果为癌前病变(CIN2+CIN3+原位腺癌)者接受了治疗的人数
分母	同期内子宫颈组织病理检查结果为癌前病变的妇女人数
使用目的和意义	反映子宫颈癌前病变的治疗情况
适用性	在已开展子宫颈癌检查工作的地区适用
数据来源	本地子宫颈癌检查项目统计表
优点与局限	优点:能反映本地子宫颈癌检查项目的成效 局限:受病理结果检查异常随访情况影响,随访率越高,越能获得患者是否治疗的信息,治疗率可能越高
相关标准	≥95%
备注	可计算不同时间段的变化趋势,进行地区之间的比较

2. 浸润癌治疗率(%)

定义	诊断为子宫颈浸润癌的妇女接受治疗的比例
分子	某时间段某地区子宫颈癌检查中子宫颈组织病理检查结果为子宫颈浸润癌者接受了治疗(包括手术、放疗、化疗和姑息治疗)的人数
分母	同期内子宫颈组织病理检查结果为浸润癌的妇女人数
使用目的和意义	为子宫颈癌检查工作提供基础数据,了解浸润癌的治疗情况

续表

适用性	在已开展子宫颈癌检查工作的地区适用
数据来源	本地子宫颈癌检查项目统计表
优点与局限	优点:能反映本地子宫颈癌检查项目的成效 局限:受病理结果检查异常随访情况影响,随访率越高,越能获得患者是否治疗的信息,治疗率可能越高
相关标准	所有的浸润癌病人均应该接受治疗
备注	可计算不同时间段的变化趋势,进行地区之间的比较

(四) 评估情况

1. 妇科检查规范率(%)

定义	对妇科检查操作过程进行现场观察评估,其中操作规范者所占的比例
分子	接受妇科检查操作评估的医师中操作规范的人数
分母	所有接受妇科检查操作评估的医师人数
使用目的和意义	反映妇科检查的质量和培训效果
适用性	在已开展子宫颈癌检查工作的地区适用
数据来源	现场评估
优点与局限	优点:可以作为内部和外部质控指标,直接了解妇科检查质量 局限:必须在检查现场,进行现场观察评估
相关标准	≥90%
备注	可计算不同时间段的变化趋势,进行地区之间的比较

2. VIA/VILY 检查规范率(%)

定义	对 VIA/VILI 检查操作过程进行现场观察评估,其中操作规范者所占的比例
分子	接受 VIA/VILI 检查操作评估的医师中操作规范的人数
分母	所有接受 VIA/VILI 检查操作评估的医师人数
使用目的和意义	反映 VIA/VILI 检查的质量和培训效果
适用性	在以 VIA/VILY 为初筛方法的子宫颈癌检查地区适用
数据来源	现场评估
优点与局限	优点:可以作为内部和外部质控指标,直接了解 VIA/VILI 检查质量 局限:必须在检查现场,进行现场观察评估
相关标准	≥90%
备注	可计算不同时间段的变化趋势,进行不同检查机构和地区之间的比较

3. VIA/VILY 检查结果符合率（%）

定义	对 VIA/VILI 检查操作过程进行现场观察评估，其中检查者报告结果与评估者报告结果相符合的比例
分子	接受 VIA/VILI 检查操作评估时，检查者报告结果与评估者报告结果相符合的例数
分母	所有接受 VIA/VILI 检查操作评估的例数
使用目的和意义	反映 VIA/VILI 检查的质量
适用性	在以 VIA/VILY 为初筛方法的子宫颈癌检查地区适用
数据来源	现场评估
优点与局限	优点：可以作为内部和外部质控指标，直接了解 VIA/VILI 检查质量 局限：必须在检查现场，检查者和评估者必须同时对同一妇女进行现场观察，并对检查结果进行比较评估
相关标准	≥90%[29]
备注	可计算不同时间段的变化趋势，进行不同地区或检查者之间的比较

4. 子宫颈细胞学检查结果符合率（%）

定义	对子宫颈细胞学涂片阅片结果进行评估，被评估者阅片结果与评估者结果相符合的比例
分子	被评估者细胞学涂片阅片结果与评估者结果相符合的例数
分母	所有被抽查评估的细胞学涂片个数
使用目的和意义	反映细胞学检查的质量
适用性	在以细胞学检查为初筛方法的子宫颈癌检查地区适用
数据来源	抽查评估
优点与局限	优点：可以作为内部和外部质控指标，直接了解细胞学检查质量 局限：必须定期抽查评估，且评估者之间的差异可能会影响结果
相关标准或目标	阳性涂片复查符合率≥85%（判读相差两个级别以上）；阴性涂片复查符合率≥98%
备注	可计算不同时间段的变化趋势，进行不同地区或检查者之间的比较

5. 阴道镜检查规范率（%）

定义	对阴道镜检查操作过程进行现场观察评估，其中操作规范者所占的比例
分子	接受阴道镜检查操作评估的医师中操作规范的人数
分母	所有接受阴道镜检查操作评估的医师人数

续表

使用目的和意义	反映阴道镜检查的质量和培训效果
适用性	在已开展子宫颈癌检查的地区适用
数据来源	现场评估
优点与局限	优点:可以作为内部和外部质控指标,直接了解阴道镜检查质量 局限:必须在检查现场,进行现场观察评估
相关标准或目标	≥90%
备注	可计算不同时间段的变化趋势,进行不同检查机构和地区之间的比较

6. 阴道镜检查结果符合率(%)

定义	对阴道镜检查操作过程进行现场观察评估,其中检查者报告结果与评估者报告结果相符合的比例
分子	接受阴道镜检查操作评估时,检查者报告结果与评估者报告结果相符合的例数
分母	所有接受阴道镜检查操作评估的例数
使用目的和意义	反映阴道镜检查的质量
适用性	在已开展子宫颈癌检查的地区适用
数据来源	现场评估
优点与局限	优点:可以作为内部和外部质控指标,直接了解阴道镜检查质量 局限:必须在检查现场,检查者和评估者必须同时对同一妇女进行现场观察,并对检查结果进行比较评估
相关标准或目标	≥80%
备注	可计算不同时间段的变化趋势,进行不同地区或检查者之间的比较

7. 子宫颈组织病理检查结果符合率(%)

定义	对子宫颈组织病理切片阅片结果进行评估,被评估者结果与评估者结果相符合的比例
分子	被评估者组织病理切片阅片结果与评估者结果相符合的例数
分母	所有被抽查评估的切片个数
使用目的和意义	反映组织病理学检查的质量
适用性	在已开展子宫颈癌检查的地区适用
数据来源	抽查评估
优点与局限	优点:可以作为内部和外部质控指标,直接了解组织病理学检查质量 局限:必须定期抽查评估,且评估者之间的差异可能会影响结果
相关标准或目标	≥90%
备注	可计算不同时间段的变化趋势,进行不同地区或检查者之间的比较

二、结果指标

(一) VIA/VILY 检查结果

VIA/VILI 检查异常检出率(%)

定义	接受 VIA/VILI 检查的妇女中结果异常所占的比例
分子	某时间段某地区接受 VIA/VILI 检查的妇女中结果为异常的人数
分母	同期内接受 VIA/VILY 检查的妇女人数
使用目的和意义	反映以 VIA/VILI 为初筛方法的异常检出情况
适用性	在以 VIA/VILY 为初筛方法的子宫颈癌检查地区适用
数据来源	本地子宫颈癌检查项目统计表
优点与局限	为 VIA/VILI 检查质控提供基础数据
相关文献数据	由于各地子宫颈癌的发病情况不同,VIA/VILI 异常检出率范围比较大,基于文献报道的各国人群筛查的异常检出范围为 7.3~16.4[30,31],中国医学科学院肿瘤医院在高发地区人群筛查 VIA 异常检出率为 10.8%[32]
备注	可计算不同时间段的变化趋势,进行地区之间的比较

(二) HPV 检测结果

HPV 阳性检出率(%)

定义	接受 HPV 检测的妇女中结果为高危阳性所占的比例
分子	某时间段某地区接受 HPV 检测的妇女中结果为高危阳性的人数
分母	同期内接受 HPV 检测的妇女人数
使用目的和意义	反映以 HPV 检测为初筛方法的异常检出情况
适用性	在以 HPV 检测为初筛方法的子宫颈癌检查地区适用
数据来源	本地子宫颈癌检查项目统计表
优点与局限	为 HPV 检测质控提供基础数据
相关文献数据	由于各地子宫颈癌的发病情况不同,HPV 阳性检出率范围比较大,基于人群研究的文献报道的 HPV 检测阳性检出范围为 7.3%~14.2%[33]
备注	可计算不同时间段的变化趋势,进行地区之间的比较

(三) 细胞学检查结果

1. ASC 的检出率(%)

定义	接受细胞学检查的妇女中细胞学检查结果为 ASC 所占的比例
分子	某时间段某地区接受子宫颈细胞学检查且进行 TBS 分类的妇女中结果为 ASC 的人数
分母	同期内接受子宫颈细胞学检查且进行 TBS 分类的妇女人数
使用目的和意义	反映以细胞学检查为初筛方法且进行 TBS 分类报告时 ASC 的检出情况,间接反映细胞学检查的质量及子宫颈病变的发生情况
适用性	在以细胞学检查为初筛方法且进行 TBS 分类报告的子宫颈癌检查项目地区适用
数据来源	细胞学检查数据统计表或本地子宫颈癌检查项目统计表
优点与局限	为细胞学检查质控提供基础数据,由于各地子宫颈癌发病率不同,ASC 的判读率会差异很大。
相关报道或目标	基于人群研究的文献报道为 1.5%~9.9%[34,35],中国医学科学院肿瘤医院在我国不同地区所做人群研究相关数据为 6.3%~14.9%[36,37]
备注	可计算不同时间段的变化趋势,进行地区之间的比较

2. ASC-H 占 ASC 的比例(%)

定义	接受细胞学检查的妇女中结果为 ASC(包括 ASC-US 和 ASC-H)中 ASC-H 所占的比例
分子	某时间段某地区接受子宫颈细胞学检查且进行 TBS 分类的妇女中结果为 ASC-H 的人数
分母	同期内接受子宫颈细胞学检查且进行 TBS 分类的妇女中结果为 ASC 的人数
使用目的和意义	是细胞学筛查的质控数据之一:反映以细胞学检查为初筛方法且进行 TBS 分类报告时判读的 ASC 的质量
适用性	在以细胞学检查为初筛方法且进行 TBS 分类报告的子宫颈癌检查项目地区适用
数据来源	细胞学检查数据统计表或本地子宫颈癌检查项目统计表
优点与局限	为细胞学检查质控提供基础数据
相关标准或目标	基于人群研究的文献报道为 5%~10%[34,35,38,39],中国医学科学院肿瘤医院在我国不同地区所做人群研究相关数据为 6.6%[36,37]
备注	可计算不同时间段的变化趋势,进行地区之间的比较

3. ASC-US 中 HR-HPV 感染率(%)

定义	细胞学检查结果为 ASC-US 的妇女中 HPV 检测结果为高危型所占的比例
分子	某时间段某地区细胞学检查结果为 ASC-US 的妇女中 HPV 检测结果为高危型的人数
分母	同期内子宫颈细胞学检查结果为 ASC-US 的妇女人数
使用目的和意义	是细胞学筛查的质控数据之一:从细胞学结果为 ASC-US 者中高危型 HPV 的感染率可以间接反映 ASC-US 的判读率是否恰当
适用性	在以细胞学检查为初筛方法且进行 TBS 分类报告的子宫颈癌检查项目地区适用
数据来源	细胞学检查数据统计表或本地子宫颈癌检查项目统计表
优点与局限	为细胞学检查质控提供基础数据,ASC-US 伴高危型 HPV 阳性者 CIN2+(CIN2 及更严重病变)的发生率较高
相关报道或目标	基于人群研究的文献报道为 25%~65%[34,35,38,39],中国医学科学院肿瘤医院在我国不同地区所做人群研究相关数据为 33.3%[36,37]
备注	可以进行地区之间的比较

4. ASC-H 中 HR-HPV 感染率(%)

定义	细胞学检查结果为 ASC-H 的妇女中 HPV 检测结果为高危型所占的比例
分子	某时间段某地区细胞学检查结果为 ASC-H 的妇女中 HPV 检测结果为高危型的人数
分母	同期内子宫颈细胞学检查结果为 ASC-H 的妇女人数
使用目的和意义	是细胞学筛查的质控数据之一:从细胞学结果为 ASC-H 者中高危型 HPV 的感染率可以间接反映 ASC-H 的判读率是否恰当
适用性	在以细胞学检查为初筛方法且进行 TBS 分类报告的子宫颈癌检查项目地区适用
数据来源	细胞学检查数据统计表或本地子宫颈癌检查项目统计表
优点与局限性	为细胞学检查质控提供基础数据,ASC-H 伴高危型 HPV 阳性者 $CIN2^+$ 的发生率较高
相关报道或目标	基于人群研究的文献报道为 50%~98.7%[34,35,38,39],其中中国医学科学院肿瘤医院在我国不同地区所做人群研究相关数据为 83.7%[36,37]
备注	可以进行地区之间的比较

5. LSIL 检出率(%)

定义	接受细胞学检查的妇女中结果为 LSIL 所占的比例
分子	某时间段某地区接受子宫颈细胞学检查且进行 TBS 分类的妇女中结果为 LSIL 的人数
分母	同期内接受子宫颈细胞学检查且进行 TBS 分类的妇女人数
使用目的和意义	间接反映细胞学检查的质量及子宫颈病变的发生情况
适用性	在以细胞学检查为初筛方法且进行 TBS 分类报告的子宫颈癌检查项目地区适用
数据来源	细胞学检查数据统计表或本地子宫颈癌检查项目统计表
优点与局限	为细胞学检查质控提供基础数据,由于各地子宫颈癌发病率不同,LSIL 的判读率会差异很大
相关报道或目标	WHO 子宫颈癌综合防控指南中指出,年龄在 25~65 岁,从未接受过筛查的妇女 LSIL 检出率约为 3%~10%[8]。其他基于人群研究的文献报道为 0.7%~4.30%[34,35,38,39],中国医学科学院肿瘤医院在我国不同地区以人群为基础的研究结果为 1.5%~6.3%[36,37]
备注	可以计算不同时间段的变化趋势,进行地区之间的比较

6. LSIL 中 HR-HPV 感染率(%)

定义	细胞学检查结果为 LSIL 的妇女中 HPV 检测结果为高危型所占的比例
分子	某时间段某地区细胞学检查结果为 LSIL 的妇女中 HPV 检测结果为高危型的人数
分母	同期内子宫颈细胞学检查结果为 LSIL 的妇女人数
意义	是细胞学筛查的质控数据之一:从细胞学结果为 LSIL 者中高危型 HPV 的感染率可以间接反映 LSIL 的判读率是否恰当
适用性	在以细胞学检查为初筛方法且进行 TBS 分类报告的子宫颈癌检查项目地区适用
数据来源	细胞学检查数据统计表或本地子宫颈癌检查项目统计表
优点与局限	为细胞学检查质控提供基础数据,LSIL 伴高危型 HPV 阳性者 CIN2+ 的发生率较高
相关标准或目标	基于人群研究的文献报道为 70%~85%[34,35],中国医学科学院肿瘤医院在我国不同地区所做人群研究相关数据为 82.3%[36,37]
备注	可以进行地区之间的比较

7. HSIL 检出率 (%)

定义	接受细胞学检查的妇女中结果为 HSIL 所占的比例
分子	某时间段某地区接受子宫颈细胞学检查且进行 TBS 分类的妇女中结果为 HSIL 的人数
分母	同期内接受子宫颈细胞学检查且进行 TBS 分类的妇女人数
使用目的和意义	间接反映细胞学检查的质量及子宫颈病变的发生情况
适用性	在以细胞学检查为初筛方法且进行 TBS 分类报告的子宫颈癌检查项目地区适用
数据来源	细胞学检查数据统计表或本地子宫颈癌检查项目统计表
优点与局限	为细胞学检查质控提供基础数据,由于各地子宫颈癌发病率不同,HSIL 的判读率会差异很大
相关报道或目标	WHO 子宫颈癌综合防控指南中指出,年龄在 25~65 岁,从未接受过筛查的妇女 HSIL 检出率约为 1%~5%[8]。其他基于人群研究的文献报道为 0.5%~1.3%[34,35],中国医学科学院肿瘤医院在我国不同地区以人群为基础的研究结果为 1.1%~4.8%[36,37]
备注	可计算不同时间段的变化趋势,进行地区之间的比较

8. HSIL 中 HR-HPV 感染率 (%)

定义	细胞学检查结果为 HSIL 的妇女中 HPV 检测结果为高危型所占的比例
分子	某时间段某地区细胞学检查结果为 HSIL 的妇女中 HPV 检测结果为高危型的人数
分母	同期内子宫颈细胞学检查结果为 HSIL 的妇女人数
使用目的和意义	是细胞学筛查的质控数据之一:从细胞学结果为 HSIL 者中高危型 HPV 的感染率可以间接反映 HSIL 的判读率是否恰当
适用性	在以细胞学检查为初筛方法且进行 TBS 分类报告的子宫颈癌检查项目地区适用
数据来源	细胞学检查数据统计表或本地子宫颈癌检查项目统计表
优点与局限	为细胞学检查质控提供基础数据
相关标准或目标	文献报道为 90%~96.5%[34,35]。中国医学科学院肿瘤医院在我国不同地区所做人群研究相关数据为 96.5%[36,37]
备注	可以进行地区之间的比较

9. ASC 与 SIL 的比例 (%)

定义	接受细胞学检查的妇女中结果为 ASC 与结果为 SIL 的比例
分子	某时间段某地区接受子宫颈细胞学检查且进行 TBS 分类的妇女中结果为 ASC 的人数
分母	同期内接受子宫颈细胞学检查且进行 TBS 分类的妇女中结果为 SIL 的人数
使用目的和意义	间接反映细胞学判读的鳞状上皮细胞异常的准确性
适用性	在以细胞学检查为初筛方法且进行 TBS 分类报告的子宫颈癌检查项目地区适用
数据来源	细胞学检查数据统计表或本地子宫颈癌检查项目统计表
优点与局限	为细胞学检查质控提供基础数据
相关标准或目标	文献报道为 <3:1 [38,39],中国医学科学院肿瘤医院相关数据为 1.5:1 [36,37]
备注	可以作为细胞学质控指标

10. AGC 检出率 (%)

定义	接受细胞学检查的妇女中结果为 AGC 所占的比例
分子	某时间段某地区接受子宫颈细胞学检查且进行 TBS 分类的妇女中结果为 AGC 的人数
分母	同期内接受子宫颈细胞学检查且进行 TBS 分类的妇女人数
使用目的和意义	间接反映细胞学检查的质量及子宫颈腺细胞异常的发生情况
适用性	在以细胞学检查为初筛方法且进行 TBS 分类报告的子宫颈癌检查项目地区适用
数据来源	细胞学检查数据统计表或本地子宫颈癌检查项目统计表
优点与局限	为细胞学检查质控提供基础数据
相关报道或目标	文献报道为 <1% [34,35,38,39],中国医科院肿瘤医院在我国不同地区以人群为基础的研究结果为 0.2% [36,37]
备注	可计算不同时间段的变化趋势,进行地区之间的比较

11. AGC 中 HR-HPV 感染率 (%)

定义	细胞学检查结果为 AGC 的妇女中 HPV 检测结果为高危型所占的比例
分子	某时间段某地区细胞学检查结果为 AGC 的妇女中 HPV 检测结果为高危型的人数

续表

分母	同期内子宫颈细胞学检查结果为 AGC 的妇女人数
使用目的和意义	反映细胞学结果为 AGC 者中高危型 HPV 的感染情况
适用性	在以细胞学检查为初筛方法且进行 TBS 分类报告的子宫颈癌检查项目地区适用
数据来源	细胞学检查数据统计表或本地子宫颈癌检查项目统计表
优点与局限	为细胞学检查质控提供基础数据
相关报道或目标	文献报道为 25% 左右[34,35,38,39]。中国医学科学院肿瘤医院在我国不同地区以人群为基础的研究结果为 17.9%[36,37]
备注	可以进行地区之间的比较

(四)阴道镜检查结果
阴道镜检查异常检出率(%)

定义	接受阴道镜检查的妇女中结果为异常所占的比例
分子	某时间段某地区子宫颈癌检查中阴道镜检查结果为低度病变、高度病变、可疑癌和其他异常的人数
分母	同期内子宫颈癌检查中接受阴道镜检查的妇女人数
使用目的和意义	反映阴道镜检查异常结果的检出情况
适用性	在已开展子宫颈癌检查项目的地区适用
数据来源	本地子宫颈癌检查项目统计表
优点与局限	为子宫颈癌检查工作提供基础数据,了解阴道镜检查异常结果检出情况
相关标准或目标	≥70%
备注	可计算不同时间段的变化趋势,进行地区之间的比较

(五)组织病理学检查结果
1. CIN1 检出率(%)

定义	接受子宫颈癌检查的妇女中诊断为 CIN1 所占的比例
分子	某时间段某地区子宫颈癌检查中子宫颈组织病理检查结果为 CIN1 的人数
分母	同期内接受子宫颈癌检查的人数
使用目的和意义	反映 CIN1 的检出情况,间接反映 CIN1 的患病情况
适用性	在已开展子宫颈癌检查项目的地区适用
数据来源	本地子宫颈癌检查项目统计表

续表

优点与局限	优点:为子宫颈癌检查工作提供基础数据,了解 CIN1 检出和患病情况 局限:受检查质量的影响,质量越高越能反映出真实的患病情况
相关标准或目标	中国医学科学院肿瘤医院在我国不同地区以人群为基础的研究结果为:全国:2.9%~3.2%,其中农村地区:3.2%~3.5%;城市地区:2.0%~2.2%[40]
备注	可计算不同时间段的变化趋势,进行地区之间的比较

2. CIN2 检出率(%)

定义	接受子宫颈癌检查的妇女中诊断为 CIN2 所占的比例
分子	某时间段某地区子宫颈癌检查中子宫颈组织病理检查结果为 CIN2 的人数
分母	同期内接受子宫颈癌检查的人数
使用目的和意义	反映 CIN2 的检出情况,间接反映 CIN2 的患病情况
适用性	在已开展子宫颈癌检查项目的地区适用
数据来源	本地子宫颈癌检查项目统计表
优点与局限	优点:为子宫颈癌检查工作提供基础数据,了解 CIN2 检出和患病情况 局限:受检查质量的影响,质量越高越能反映出真实的患病情况
相关标准或目标	中国医学科学院肿瘤医院在我国不同地区以人群为基础的研究结果为全国:1.2%~1.3%,其中农村地区:1.4%~1.6%;城市地区:0.7%~0.8%[40]
备注	可计算不同时间段的变化趋势,进行地区之间的比较

3. CIN3[+] 检出率(%)

定义	接受子宫颈癌检查的妇女中诊断为 CIN3 所占的比例
分子	某时间段某地区子宫颈癌检查中子宫颈组织病理检查结果为 CIN3[+] 的人数
分母	同期内接受子宫颈癌检查的人数
使用目的和意义	反映 CIN3[+] 的检出情况,间接反映 CIN3[+] 的患病情况
适用性	在已开展子宫颈癌检查项目的地区适用
数据来源	本地子宫颈癌检查项目统计表
优点与局限	优点:为子宫颈癌检查工作提供基础数据,了解 CIN3[+] 检出和患病情况 局限:受检查质量的影响,质量越高越能反映出真实的患病情况
相关标准或目标	中国医学科学院肿瘤医院在我国不同地区以人群为基础的研究结果为全国:1.1%~1.2%,其中农村地区:1.2%~1.3%;城市地区:0.5%~0.7%[40]
备注	可计算不同时间段的变化趋势,进行地区之间的比较

4. 癌前病变检出率(1/10 万)

定义	接受子宫颈癌检查的妇女中诊断为癌前病变所占的比例
分子	某时间段某地区子宫颈癌检查中子宫颈组织病理检查结果为 CIN2、CIN3 和原位腺癌的人数
分母	同期内接受子宫颈癌检查的人数
使用目的和意义	反映癌前病变的检出情况,间接反映癌前病变的患病情况
适用性	在已开展子宫颈癌检查项目的地区适用
数据来源	本地子宫颈癌检查项目统计表
优点与局限	优点:为子宫颈癌检查工作提供基础数据,了解癌前病变检出和患病情况 局限:受检查质量的影响,质量越高越能反映出真实的患病情况
相关标准或目标	中国医学科学院肿瘤医院在我国不同地区以人群为基础的研究结果为农村地区:3.0%~3.4%;城市地区:1.0%~1.8%[40]
备注	可计算不同时间段的变化趋势,进行地区之间的比较

5. 子宫颈癌检出率(1/10 万)

定义	接受子宫颈癌检查的妇女中诊断为浸润癌所占的比例
分子	某时间段某地区子宫颈癌检查中子宫颈组织病理检查结果为浸润癌的人数
分母	同期内接受子宫颈癌检查的人数
使用目的和意义	反映浸润癌的检出情况,间接反映浸润癌的患病情况
适用性	在已开展子宫颈癌检查项目的地区适用
数据来源	本地子宫颈癌检查项目统计表
优点与局限	优点:为子宫颈癌检查工作提供基础数据,了解子宫颈癌检出和患病情况 局限:受检查质量的影响,质量越高越能反映出真实的患病情况
相关标准或目标	由于各地子宫颈癌的发病情况不同,子宫颈癌检出率范围比较大
备注	可计算不同时间段的变化趋势,进行地区之间的比较

6. 早诊率(%)

定义	子宫颈癌早期诊断的比例
分子	某时间段某地区子宫颈癌检查中子宫颈组织病理检查结果为 CIN2、CIN3、原位腺癌和微小浸润癌的人数
分母	同期内接受子宫颈癌检查中子宫颈组织病理检查结果为癌前病变及浸润癌的人数

续表

使用目的和意义	反映早期诊断的情况,间接反映本地子宫颈癌检查工作的成效
适用性	在已开展子宫颈癌检查项目的地区适用
数据来源	本地子宫颈癌检查项目统计表
优点与局限	优点:为子宫颈癌检查工作提供基础数据,了解子宫颈癌早期诊断的情况 局限:受检查质量的影响,质量越高越能反映出真实的情况
相关标准或目标	≥90%
备注	可计算不同时间段的变化趋势,进行地区之间的比较

（六）细胞学和病理检查结果的关系

1. 细胞学结果为 ASC-US,阴道镜活检组织病理结果为 CIN2$^+$ 的检出率(%)

定义	细胞学检查结果为 ASC-US 的妇女中,阴道镜活检组织病理结果为 CIN2 及以上所占的比例
分子	某时间段某地区子宫颈细胞学检查为 ASC-US 的妇女中,阴道镜活检组织病理结果为 CIN2 及以上的人数
分母	同期内子宫颈细胞学检查结果为 ASC-US 的人数
使用目的和意义	间接反映细胞学检查的质量
适用性	在已开展子宫颈癌检查项目,且全部个案均有登记的地区适用
数据来源	细胞学检查数据统计表或本地子宫颈癌检查项目统计表
优点与局限	为细胞学检查质控提供基础数据
相关标准或目标	文献报道为 3%~15%[34,35,38,39],中国医学科学院肿瘤医院在我国不同地区以人群为基础的研究结果为 3.2%[36,37]
备注	可以作为质控指标

2. 细胞学结果为 ASC-H,阴道镜活检组织病理结果为 CIN2$^+$ 的检出率(%)

定义	细胞学检查结果为 ASC-H 的妇女中,阴道镜活检组织病理结果为 CIN2 及以上所占的比例
分子	某时间段某地区子宫颈细胞学检查为 ASC-H 的妇女中,阴道镜活检组织病理结果为 CIN2 及以上的人数
分母	同期内子宫颈细胞学检查结果为 ASC-H 的人数
使用目的和意义	间接反映细胞学检查的质量
适用性	在已开展子宫颈癌检查项目,且全部个案均有登记的地区适用

续表

数据来源	细胞学检查数据统计表或本地子宫颈癌检查项目统计表
优点与局限	为细胞学检查质控提供基础数据
相关标准或目标	文献报道为 30%~40%[34,35,38,39],中国医学科学院肿瘤医院在我国不同地区以人群为基础的研究结果为 30.7%[36,37]
备注	可以作为质控指标

3. 细胞学结果为 LSIL,阴道镜活检组织病理结果为 CIN2+ 的检出率(%)

定义	细胞学检查结果为 LSIL 的妇女中,阴道镜活检组织病理结果为 CIN2 及以上所占的比例
分子	某时间段某地区子宫颈细胞学检查为 LSIL 的妇女中,阴道镜活检组织病理结果为 CIN2 及以上的人数
分母	同期内子宫颈细胞学检查结果为 LSIL 的人数
使用目的和意义	间接反映细胞学检查的质量
适用性	在已开展子宫颈癌检查项目,且全部个案均有登记的地区适用
数据来源	细胞学检查数据统计表或本地子宫颈癌检查项目统计表
优点与局限	为细胞学检查质控提供基础数据
相关标准或目标	文献报道为 14%~20%[34,35,38,39],中国医学科学院肿瘤医院在我国不同地区以人群为基础的研究结果为 15.6%[36,37]
备注	可以作为质控指标

4. 细胞学结果为 HSIL,阴道镜活检组织病理结果为 CIN2+ 的检出率(%)

定义	细胞学检查结果为 HSIL 的妇女中,阴道镜活检组织病理结果为 CIN2 及以上所占的比例
分子	某时间段某地区子宫颈细胞学检查为 HSIL 的妇女中,阴道镜活检组织病理结果为 CIN2 及以上的人数
分母	同期内子宫颈细胞学检查结果为 HSIL 的人数
使用目的和意义	间接反映细胞学检查的质量
适用性	在已开展子宫颈癌检查项目,且全部个案均有登记的地区适用
数据来源	细胞学检查数据统计表或本地子宫颈癌检查项目统计表
优点与局限	为细胞学检查质控提供基础数据
相关标准或目标	文献报道为 53%~66%[34,35,38,39],中国医学科学院肿瘤医院在我国不同地区以人群为基础的研究结果为 65.3%[36,37]
备注	可以作为质控指标

5. 细胞学结果为 HSIL, 术后组织病理结果为 CIN2$^+$ 的检出率(%)

定义	细胞学检查结果为 HSIL 的妇女中, LEEP 或锥切术后组织病理结果为 CIN2 及以上所占的比例
分子	某时间段某地区子宫颈细胞学检查为 HSIL 的妇女中, LEEP 术后组织病理结果为 CIN2 及以上的人数
分母	同期内子宫颈细胞学检查结果为 HSIL 的人数
使用目的和意义	间接反映细胞学检查的质量
适用性	在已开展子宫颈癌检查项目, 且全部个案均有登记的地区适用
数据来源	细胞学检查数据统计表或本地子宫颈癌检查项目统计表
优点与局限	为细胞学检查质控提供基础数据
相关标准或目标	文献报道为 84%~97%[35,41,42]
备注	可以作为质控指标

6. 细胞学结果为 AGC, 阴道镜活检组织病理结果为 CIN2$^+$ 的检出率(%)

定义	细胞学检查结果为 AGC 的妇女中, 阴道镜活检组织病理结果为 CIN2 及以上所占的比例
分子	某时间段某地区子宫颈细胞学检查为 AGC 的妇女中, 阴道镜活检组织病理结果为 CIN2 及以上的人数
分母	同期内子宫颈细胞学检查结果为 AGC 的人数
使用目的和意义	间接反映细胞学检查的质量
适用性	在已开展子宫颈癌检查项目, 且全部个案均有登记的地区适用
数据来源	细胞学检查数据统计表或本地子宫颈癌检查项目统计表
优点与局限	为细胞学检查质控提供基础数据
相关标准或目标	文献报道为 >8%[34,35], 中国医学科学院肿瘤医院在我国不同地区以人群为基础的研究结果为 14.8%[36,37]
备注	可以作为质控指标

(七) HPV 检测结果与病理检查结果的关系
HPV 检测结果阳性, 阴道镜活检组织病理结果为 CIN2$^+$ 的检出率(%)

定义	HPV 检测结果为高危阳性的妇女中, 阴道镜活检组织病理结果为 CIN2 及以上所占的比例
分子	某时间段某地区 HPV 检测结果为高危阳性的妇女中, 阴道镜活检组织病理结果为 CIN2 及以上的人数

续表

分母	同期内 HPV 检测结果为高危阳性的妇女
使用目的和意义	间接反映 HPC 检测质量
适用性	在已开展以 HPV 检测为初筛方法的子宫颈癌检查项目,且全部个案均有登记的地区适用
数据来源	本地子宫颈癌检查项目个案登记表
优点与局限	为 HPV 检测质控提供基础数据
相关标准或目标	文献报道为 13.9%[42],中国医学科学院肿瘤医院在我国不同地区以人群为基础的研究结果为 9.4%~17%[43,44]
备注	可以作为质控指标

(八)阴道镜检查结果和病理检查结果的关系

阴道镜检查诊断高度病变与活检组织病理结果符合率(%)

定义	阴道镜检查结果诊断为高度病变的妇女中,阴道镜活检组织病理结果为 CIN2 及以上所占的比例
分子	某时间段某地区阴道镜检查结果为高度病变的妇女中,阴道镜活检组织病理结果为 CIN2 及以上的人数
分母	同期内阴道镜检查结果为高度病变的人数
使用目的和意义	间接反映阴道镜检查的质量
适用性	在已开展子宫颈癌检查项目,且全部个案均有登记的地区适用
数据来源	本地子宫颈癌检查项目个案登记表
优点与局限	为阴道镜检查质控提供基础数据
相关标准或目标	≥60%
备注	可以作为质控指标

三、影响指标

1. 子宫颈癌发病率(1/10 万)

定义	接受子宫颈癌检查的妇女中新发子宫颈癌的比例
分子	某时间段某地区接受子宫颈癌检查的妇女中新发子宫颈癌的人数
分母	同期接受子宫颈癌检查的妇女人数
使用目的和意义	反映本地子宫颈癌的发生情况,间接反映本地子宫颈癌防治工作的成效
适用性	在已开展子宫颈癌检查项目的地区适用

续表

数据来源	本地子宫颈癌检查项目个案登记表
优点与局限	优点:为子宫颈癌检查工作提供基础数据,了解新发子宫颈癌的情况 局限:必须排除重复接受检查者
相关标准或目标	国际癌症研究中心数据表明,2012 年世界子宫颈癌发病率为 15/10 万,我国子宫颈癌发病率为 9.4/10 万[45]。我国肿瘤登记报告数据表明,2010 年全国子宫颈癌发病率为 9.8/10 万[3]
备注	可计算不同时间段的变化趋势,进行地区之间的比较

2. 子宫颈癌死亡率(1/10 万)

定义	诊断为子宫颈癌的患者中发生死亡的比例
分子	某时间段某地区子宫颈癌患者的死亡人数
分母	同期诊断为子宫颈癌的妇女人数
使用目的和意义	反映本地子宫颈癌的死亡情况,间接反映本地子宫颈癌防治工作的成效
适用性	在已开展子宫颈癌检查项目,且有相关死亡病例随访登记的地区适用
数据来源	本地死亡登记数据
优点与局限	优点:为子宫颈癌检查工作提供基础数据,了解子宫颈癌死亡情况 局限:受子宫颈癌患者的随访情况和癌症死亡登记情况的影响
相关标准或目标	国际癌症研究中心数据表明,2012 年世界子宫颈癌死亡率为 7.6/10 万,我国子宫颈癌发病率为 4.5/10 万[45]。我国肿瘤登记报告数据表明,2010 年全国子宫颈癌发病率为 2.6/10 万[3]
备注	可计算不同时间段的变化趋势,进行地区之间的比较

附　　录

附录1　子宫颈/阴道细胞学 TBS 报告系统

子宫颈/阴道细胞学诊断已不再应用巴氏分级系统,因其不能反映现今对子宫颈瘤变的理解,没有与组织病理一致的术语,没有对特殊病变的相应诊断。TBS 系统强调细胞学报告为医学会诊单:①评估并报告细胞学标本的质量,将标本质量信息反馈给临床以获得对病变的正确评价和有效的标本质量改进;②诊断术语标准化;③提出适当建议供临床参考。

1. **标本质量评估**　首先应确定标本类型,是常规巴氏涂片、液基薄片(TCT)还是其他类型。

(1) 满意标本(列出有无化生细胞和颈管细胞,有无血细胞或炎细胞影响等质量问题),一般具备以下 3 点:

1) 有明确的标记。

2) 有相关的临床资料。

3) 有足够量的保存好的鳞状上皮细胞。在常规涂片要求至少有 8000~12000 个,液基涂片至少有 5000 个保存好的,可以明确辨认的鳞状上皮细胞。

此外,只要有异常细胞(非典型鳞状细胞或非典型腺细胞)的标本都属于满意的范围。

(2) 不满意标本(注明原因)分为两类:

1) 拒绝接收的标本:申请单及标本缺乏明确标记;玻片破碎,不能修复。

2) 经评价不满意的标本:保存好的鳞状上皮细胞在常规涂片不足 8000个,在液基涂片不足 5000 个;由于血液,炎细胞,细胞过度重叠、固定差、过度干燥,污染等因素影响 75% 以上的鳞状上皮细胞。

2. **细胞学 TBS 诊断系统**　总体分类:未见上皮内病变细胞和恶性细胞(NILM),其他(宫内膜细胞出现在 45 岁以后妇女涂片中)和上皮细胞异常。

(1) 未见上皮内病变细胞和恶性细胞(包括病原体和其他非瘤变发现):

1) 病原体:能被细胞学识别的病原体及特点:

① 细菌：

A. 提示细菌性阴道病的菌群转变

• 正常情况下，乳酸杆菌是阴道的主要菌群。在细菌性阴道病菌群发生转变，涂片中有明显的球杆菌而无乳酸杆菌。

• 出现线索细胞：球杆菌均匀地覆盖在鳞状上皮细胞胞质和胞质边缘，细胞膜变得模糊。

B. 放线菌：多见于用宫内节育器（IUD）的妇女。

• 低倍镜下菌落呈棉絮状，菌落周围有肿胀的菌丝。

• 涂片背景中常有以中性粒细胞为主的炎细胞浸润。

② 霉菌：80% 的霉菌性阴道炎是由白色念珠菌引起，其余是由其他真菌引起。

• 涂片中可见假菌丝和孢子。

• 上皮细胞被菌丝穿捆，感染者可出现核周晕、细胞质空泡和染色质集结。

• 涂片背景中退变的白细胞及其碎屑增多。

③ 滴虫：

• 呈梨形、卵圆形或圆形，直径 15~30μm。

• 巴氏染色细胞质呈淡灰色，有嗜伊红细胞质颗粒。

• 偏位的梭形核，一般见不到鞭毛。

• 感染者鳞状上皮细胞常显示明显的核周晕。

• 涂片背景中有较多细胞碎屑和退变的白细胞。

• 液基涂片中病原体变得较圆、较小，核和细胞质嗜伊红颗粒较明显，有时可见鞭毛。

④ 单纯疱疹病毒：感染生殖道的主要是疱疹Ⅱ型病毒。

• 被感染细胞核增大，可以是单核或镶嵌的多核。

• 核膜增厚，核呈"毛玻璃"样改变。

• 核内可出现嗜酸性包涵体，包涵体周围常有空晕或透明带环绕。

2）非瘤变发现（包括反应性细胞改变、萎缩和子宫切除后的腺细胞）：

A. 反应性细胞改变

a. 与炎症有关的反应性细胞改变（包括典型的修复）

• 鳞状细胞核增大，是正常中层细胞核的 1~2 倍或较多。

• 可见双核或多核。

• 核膜光滑，核淡染或轻微深染。

• 显著的单个或多个核仁可以存在。

• 胞质可以显示出多彩、空泡或核周晕。

b. 与放疗有关的反应性改变

- 细胞的大小显著增加但核浆比例无增加,可以出现畸形细胞。
- 增大的核可以显示退变,如苍白、皱缩或染色质结构不清、核内空泡。
- 核大小可以不同,双核、多核常见。
- 可见空泡状或多彩的细胞质。如果同时存在修复,可以有显著的单个或多个核仁。

c. 与宫内节育器(IUD)放置有关的反应性改变

- 细胞可以单个散在,也可以成小团(常 5~15 个细胞)。
- 核退变常明显,核仁可以显著。
- 细胞质量不同,常有大的细胞质空泡使细胞呈印戒状表现。
- 有时单个上皮细胞核增大、核浆比例高。

B. 萎缩(有或无炎症)

- 萎缩见于儿童、绝经期和产后。
- 涂片主要为外底层细胞,可以单个散在或单层平铺。
- 单层平铺的外底层细胞保持良好的极向。
- 核可以增大到正常中层细胞核的 3~5 倍,可以有轻度深染和增长。
- 染色质分布均匀,可以有裸核。
- 可以出现大小、形状不同的组织细胞。

涂片背景中可以有丰富的炎性渗出物和相似于肿瘤样素质的嗜碱性颗粒状物。

C. 子宫切除术后的腺细胞:在子宫切除术后的涂片中有时出现良性表现的颈管型或宫内膜型腺细胞。颈管型腺细胞不能与颈管细胞区分,可见杯状细胞或黏液化生细胞。宫内膜型腺细胞不能与宫内膜细胞区分,呈圆形或立方形。这种现象有以下几种解释:创伤刺激间质细胞产生腺病;对萎缩反应产生黏液细胞或杯状细胞化生;单纯子宫切除后残留的输卵管脱垂。

3)其他(宫内膜细胞出现在 45 岁以上妇女的涂片中,未见上皮细胞不正常):在 2014 年 TBS 中,要求对 45 岁以上的妇女涂片中存在脱落的良性表现的宫内膜细胞要报告,划分在"其他"中。脱落的宫内膜细胞可以是宫内膜上皮细胞和(或)宫内膜间质细胞,如果发现在月经前半周期应注明与月经有关。而非典型宫内膜细胞划分在上皮细胞异常中。

4)上皮细胞异常:

① 鳞状细胞异常:

A. 非典型鳞状上皮细胞(ASC):上皮细胞异常提示鳞状上皮内病变,但在数量或质量上不足以确定诊断。

判断要点:

a. 未明确意义的非典型鳞状上皮细胞(ASC-US)

- 核增大是正常中层鳞状细胞核的 2.5~3（约 35μm）倍。
- 核浆比例轻度增加。
- 染色质轻微增多。
- 核的形状不规则。
- 有致密橘红色细胞质的角化不良细胞常见。

b. 非典型鳞状上皮细胞 - 不除外高度鳞状上皮内病变（ASC-H）

- 细胞大小与不成熟化生细胞相似。
- 核是正常化生细胞核的 1.5~2.5 倍，核浆比例接近 HSIL。
- 但核不正常，如染色质增多、不规则和核形状不规则不如 HSIL 明显。

B. 鳞状上皮内病变（SIL）

a. 低度鳞状上皮内病变（LSIL）

判读要点：

- 不正常改变一般限于中、表层鳞状细胞。
- 有丰富的、成熟的细胞质和明确的胞界。
- 核增大，至少是正常中层细胞核的 3 倍，大小和形状可以有不同。
- 染色质增多，核浆比例升高，可有双核或多核。
- 染色质常是颗粒状、均匀分布，也可表现得模糊不清或致密、不透亮。
- 核膜常有轻微不规则，一般不存在核仁。
- 细胞质可以有特征性的改变——挖空（清晰勾画的、明亮的核周带和致密、深染的细胞质缘），或致密的橘红色角化。
- 对有核周空洞的典型挖空细胞，核的变化可以与上述改变不尽符合。

b. 高度鳞状上皮内病变（HSIL）

判读要点：

- 不正常的细胞较低度病变的细胞小而不成熟。深染的细胞团应该仔细评价。
- 细胞大小不同，可以从相似于 LSIL 的细胞到十分小的基底型细胞。
- 核增大程度与 LSIL 相同或较小，但细胞质面积下降，核浆比例显著升高。
- 染色质明显增多、颗粒或细或粗、均匀分布。
- 核膜十分不规则，呈锯齿状或有裂隙。
- 一般无核仁，但当高度病变累及颈管腺体时可见核仁。

C. 鳞状细胞癌（SCC）

判读要点：除可以呈现出 HSIL 的特点外，与 HSIL 有以下不同：

- 细胞大小和形态显著不一致。
- 可以有明显的核和浆畸形及明显增大的单个或多个核仁。
- 染色质贴边或有明显的分布不均匀。

- 涂片背景中常坏死、出血和癌细胞碎屑。

② 腺细胞异常：

A. 非典型腺上皮细胞，无特殊指定（AGC-NOS）。

a. 非典型颈管腺细胞，无特殊指定

定义：颈管腺细胞核的不典型改变超过了反应性或修复性改变，但缺乏原位癌或浸润腺细胞癌的特点。

判读要点：

- 细胞排列呈片状或条索状，有些拥挤、核重叠。
- 核增大、大小和形状有些不同。
- 有轻度染色质增多，核仁可以存在，核分裂象少见。
- 虽核浆比例增加，但细胞质较丰富，胞界常可辨认。

b. 非典型宫内膜腺细胞，无特殊指定。

非典型宫内膜腺细胞存在可以与宫内膜息肉、慢性宫内膜炎、宫内节育器、宫内膜增生或宫内膜癌有关。诊断非典型宫内膜细胞主要是基于细胞核的大小和染色质的改变。

判读要点：

- 细胞呈小群出现，每群常 5~10 个细胞。
- 核较正常宫内膜细胞增大。
- 染色质轻度增多。
- 可以有小核仁。
- 细胞质少，可有空泡，胞界不清。

B. 非典型子宫颈管腺细胞倾向瘤变（AGC-N）

定义：颈管腺细胞形态学改变有原位腺癌或浸润腺癌的特点，但无论在数量上还是在质量上均不足以诊断原位腺癌或浸润腺癌。

判读要点：

- 不正常细胞成片或呈条索状排列。
- 核拥挤重叠。
- 少数细胞群可以显示玫瑰花样排列或羽毛状边缘。
- 核增大，染色质增多。
- 有时可见核分裂象。
- 核浆比例增加。
- 细胞质量减少。
- 胞界可以不清。

C. 颈管原位腺癌（AIS）

是颈管腺上皮的高度病变。特点是核增大、深染、成层，核分裂活跃，但没有浸润。

判读要点:

- 细胞排列呈片状、团块状、条索状和玫瑰花样。
- 核拥挤、重叠失去蜂窝状排列。
- 单个不正常细胞少见。
- 细胞有明确的柱状形态,有栅栏状排列的细胞团、呈现出羽毛状边缘。
- 核增大、大小不一、卵圆形或增长、成层。
- 核浆比例增加。
- 核染色质增多、均匀分布,有特征的粗颗粒状染色质。
- 核仁常小或不明显。
- 核分裂象和凋亡体常见。
- 涂片背景中无肿瘤素质。

D. 腺癌(ADCA,子宫颈管、子宫内膜、子宫以外或不能明确来源)

a. 子宫颈管腺癌

判读要点:

- 不正常细胞量多。
- 典型的有柱状结构。
- 细胞可以单个散在、成片、呈三维细胞团或合体状排列。
- 核增大、多形性。
- 染色质分布不规则、有透亮区。
- 核膜不规则,大核仁可以存在。
- 细胞质常有细小空泡。
- 可见肿瘤素质。

b. 子宫内膜腺癌

宫内膜腺癌的细胞学特征极大地依赖于肿瘤的恶性程度。分化好的肿瘤脱落细胞少,细胞的不典型改变少,可以被诊断为非典型宫内膜细胞。高度恶性的宫内膜腺癌有明显的恶性特征,细胞大,核仁显著。

- 细胞单个散在或呈小的紧密的团。
- 分化好的肿瘤细胞核可以轻度增大,随恶性程度增加核增大、大小不同及极性丧失明显。
- 染色质增多、分布不均匀,在高度恶性肿瘤可见核内透亮区。
- 核仁可以小或显著,随恶性程度增加核仁变大。
- 细胞质少、嗜碱性、常有空泡,细胞质内常有白细胞。
- 细颗粒状或渗出液性肿瘤素质可以不同程度存在。

c. 子宫以外的腺癌

　　腺癌细胞发生在清洁的背景中或显示的形态学表现不常见于子宫,应考虑子宫以外如卵巢、输卵管的腺癌。

　　③ 其他恶性肿瘤:

　　A. 原发于子宫颈和宫体的不常见的肿瘤

　　a. 小细胞未分化癌:细胞形态相似于肺和其他部位的小细胞未分化癌。

　　b. 恶性混合中胚叶肿瘤:发生于宫内膜,可以侵及子宫颈。不常见(<5%子宫恶性肿瘤),有高的侵袭力。双向分化,有上皮成分和间质成分。上皮成分相似于宫内膜腺癌,间质成分可以是纤维肉瘤、平滑肌肉瘤、横纹肌肉瘤、软骨和骨肉瘤等,免疫细胞化学和分子生物学研究可提供鉴别诊断依据。

　　c. 肉瘤:原发于女性生殖道的肉瘤很少,单纯的肉瘤有平滑肌肉瘤、宫内膜间质肉瘤、横纹肌肉瘤和纤维肉瘤。可起源于阴道、子宫颈、宫体、输卵管或卵巢,但较多见于宫体。可以混合有上皮成分,大多数混合有未分化、多形性、多核或畸形细胞,难以进一步分型。

　　d. 恶性黑色素瘤:常有单个散在的圆形、卵圆形或梭形细胞,核仁大而显著,可有核内包涵体,细胞质有或无黑色素颗粒。S-100 蛋白、HMB 和 Melanin A 等免疫细胞化学染色有助于鉴别诊断。

　　B. 转移癌

　　子宫以外的癌可以转移到子宫颈或表现在子宫颈涂片中:可以通过盆腔的原发肿瘤直接侵及子宫颈,常见的有宫内膜癌、膀胱癌和直肠癌;通过淋巴和(或)血液转移到子宫颈的极少,常见的原发部位是胃肠道、卵巢和乳腺。腹水中脱落的癌细胞亦可通过输卵管、宫腔及子宫颈管出现在子宫颈涂片中。

附录 2　子宫颈病理检查报告单

编号:□□□□□□ - □□ - □□ - □□□□□　　　　病理编号　□□□□□

姓名:　　　　年龄:　　联系电话:

身份证号:□□□□□□□□□□□□□□□□□□

住址:　　省　　　　县(区)　　　乡(街道)　　村(社区)　号

标本收集记录												
标本类型												
取材部位												
取材编号												
取材块数												

取材医师＿＿＿＿＿＿＿取材记录＿＿＿＿＿＿＿取材日期:＿＿年＿＿月＿＿日

病理诊断结果

送检标本类型:

病变组织学类型(肿瘤参照第 4 版 WHO 分类):

肿瘤的组织学分级(Border 分级):

肿瘤大小:

　　浅表(微小)浸润癌镜下测量浸润深度 ＿＿＿＿＿＿ ,宽度 ＿＿＿＿＿ 。

淋巴管及血管的受累:

癌旁子宫颈组织病变情况:

　　SIL 或 CIN:

　　AIS:

切缘情况(锥切标本的内外侧切缘):

子宫体情况:

　　是否侵犯子宫下段:

　　子宫内膜情况:

　　肌层情况:

双侧子宫旁组织有无受累:

阴道断端情况:

淋巴结转移情况:部位＿＿＿＿＿＿ ,数目＿＿＿＿＿等。

其他送检组织情况

　　输卵管:

　　卵巢:

报告医师:＿＿＿＿＿＿＿＿＿　　　报告日期:＿＿＿年＿＿月＿＿日

附录 3 病理 HE 制片处理流程

病理 HE 制片处理流程：取材与固定、组织的脱水、透明、浸蜡、包埋、组织切片、苏木精 - 伊红染色、封片与标记。

(一) 活检组织常规制片技术

1. **总技术流程与技术特点**

(1) 固定：12% 中性甲醛液固定 4 小时以上。

(2) 脱水：70% ALC→80% ALC→85% ALC→90% ALC→95% ALC→100% ALC（Ⅰ）→100% ALC（Ⅱ）。

(3) 透明：二甲苯Ⅰ→二甲苯Ⅱ浸透。

(4) 浸蜡：石蜡Ⅰ→石蜡Ⅱ。

(5) 包埋：切片石蜡熔点 58~60℃。

(6) 切片：3~4μm 厚。

(7) 烤片：70℃ 30 分钟。

2. **固定的目的和意义**

(1) 保持组织细胞的固有形态，使细胞内特殊物质定位，保持其原有结构。如细胞内的蛋白质、酶等。

(2) 防止组织自溶及细菌繁殖导致的腐败。

(3) 固定剂具有硬化作用，便于切片。

(4) 染色后形成不同的折光率易于鉴别和观察。

(5) 保存组织细胞内抗原、核酸，便于进一步特殊检查如免疫组化、细胞遗传和分子病理检查等。

3. **常用中性甲醛固定液配方**

市售甲醛（40%）   120ml

D.W.   880ml

磷酸二氢钠   4g

磷酸氢二钠   13g

4. **取材、脱水、透明、浸蜡**

(1) 取材：标本固定（大于 4 小时），及时摘取滤膜上的组织块。置于一次性脱水包埋盒中，迅速投入附有醇溶伊红的 70%ALC 中进行块染和预脱水。该过程的时间至少大于 1 小时以上或过夜保存。

(2) 脱水：该脱水等程序仅适用于子宫颈小活检。

80%（30′）→85%（30′）→90%（30′）→95% Ⅰ（30′）→95% Ⅱ（30′）→100% ALC Ⅰ（40′）→100% ALC Ⅱ（40′）。

（3）透明：二甲苯Ⅰ′（15′）→二甲苯Ⅱ（15′）。

（4）浸蜡：蜡Ⅰ（30′）60℃→蜡Ⅱ（30′）60℃。若蜡温过高可降低浸蜡时间，浸蜡用的石蜡要定期更新，保持纯度。

5. **包埋**　采用石蜡包埋法。

（1）把金属底模及镊子放入包埋机的保温盒中待用。

（2）包埋的石蜡熔点温度略高于浸蜡的石蜡熔点温度。

（3）包埋时，先取出已预热的包埋模，放入包埋机的冷台上预冷，倒入石蜡，再用加热的镊子夹取组织薄片，立埋（切记不能平埋）于包埋模中，盖上包埋底盖，再倒入适量石蜡，放于冷台上冷却。

（4）待石蜡充分凝固变硬后，卸下包埋模，按组织块大小，把组织边缘的多余石蜡切掉（留蜡边 2~3mm）。

（5）把包埋修好的蜡块按号顺序排列。

（6）放入 4℃冰箱中保存待切片。

6. **切片**

（1）取出保存的蜡块放于冰盒中冰冻。

（2）冰冻过的组织块置于机头的支持器上，注意调节组织平面，使之保持垂直，并与刀刃平行。

（3）切片机的切片厚度标尺，一般 3~4nm。

（4）机身的运转部分使组织块与刀刃接触，先修出组织切面（粗修），再更换新切片刀部分连续切片（细切）。活检组织需连续切片，每张切片上 4~8 张组织片。

（5）用弯镊子轻钳取切片上端，左手用干燥毛笔衬于切片下面，轻轻将切片平摊于 40℃左右的水槽中，切片即行展开，如有少许皱褶，可用镊尖轻轻伸拨，然后用镊子背部断开分好的切面选其中完好的切片，用载玻片插入其下，用镊子或铅笔将切片引向载玻片之适当位置，将切片从水面取出。最后将切片置于 70℃温箱中烤 30 分钟，使切片单贴于载玻片上，周边蜡熔化。

（二）HE 切片苏木精——伊红染色步骤

1. 二甲苯（Ⅰ）5 分钟。

2. 二甲苯（Ⅱ）5 分钟。

3. 二甲苯（Ⅲ）5 分钟。

4. 100% 乙醇（Ⅰ）1 分钟。

5. 100% 乙醇（Ⅱ）1 分钟。

6. 95% 乙醇 1 分钟。

7. 85% 乙醇 1 分钟。

8. 自来水洗 2 分钟。

9. 苏木精液染色 1~5 分钟。

10. 流水冲洗 1~3 分钟。

11. 1% 盐酸乙醇 1~20 秒。

12. 自来水洗 1~2 分钟。

13. 1% 氨水返蓝 10 秒。

14. 伊红液染色 1~3 分钟。

15. 自来水稍洗 20 秒

16. 85% 乙醇稍洗 1~2 秒。

17. 95% 乙醇（Ⅰ）2~3 秒。

18. 95% 乙醇（Ⅱ）3~5 秒。

19. 无水乙醇 2 分钟。

20. 无水乙醇 2 分钟。

21. 二甲苯（Ⅰ）2 分钟。

22. 二甲苯（Ⅱ）2 分钟。

23. 二甲苯（Ⅲ）2 分钟。

24. 中性树胶封固

（三）HE 苏木精——伊红染色液配制

1. 苏木素

（1）Harris 苏木素：

配方：苏木素 1g，无水乙醇 10ml，蒸馏水 200ml，钾明矾 20g，HgO 0.5g。

先将苏木素溶于无水乙醇中，备用。把明矾放入蒸馏水，加热溶解，再加入备用的苏木素，煮沸 2 分钟，先加入少量的氧化汞，防止氧化过程中苏木素外溢，玻棒搅拌，然后，边搅拌边加入氧化汞。加完后，立即移至冰水中，加速其冷却，静置一夜后，过滤。用前以 5% 的比例加入冰醋酸。如配好后时间较长，冰醋酸的量可适当多加一点。冰醋酸的量，可直接影响苏木素的着色能力和清晰度。加少了，会造成核浆共染，背景不干净；加多了，核着色能力下降。此液可放置 3~6 个月，视气温而定。使用期要看染色的切片量来定：以每天 100 张片的量，可使用 2 周左右。其实不急用，可不加氧化汞。待苏木素自然氧化（室温不同，氧化的时间也不同，一般需要 3 个月左右，用前过滤加冰醋酸。这种方法用的时间比较长）。

（2）Gill 改良苏木素液：苏木精 2g，无水酒精 250ml，硫酸铝 17.6g，蒸馏水 750ml，碘酸钠 0.2g，冰醋酸 20ml。

先将苏木精溶于无水酒精，硫酸铝溶于蒸馏水，然后两液混合后加入碘酸钠，最后加入冰醋酸。此液为半氧化苏木素液，不会产生沉淀，氧化膜少。是进行性染色的配方,不用分化,染色时间在 4~10 分钟,效果很好。特别适用于染色机染色。

2. 伊红

(1) 伊红(水溶性):

配方:伊红(水溶性)2.5~5g,蒸馏水 500ml。

将水溶性伊红溶于蒸馏水中,然后加浓盐酸 10ml,充分搅拌,静置过夜后过滤。过滤后的沉淀用蒸馏水冲洗 2 次,再过滤;将沉淀物连同滤纸一起放入温箱内干燥,加 95% 酒精 1000ml,配成饱和液。使用前再用 95% 的酒精 1:1~2 倍稀释,加入 1%~2% 冰醋酸。此方法具有染色时间快、颜色鲜艳、不容易褪色、使用寿命长等特点。

(2) 伊红(醇溶性):

配方:伊红(醇溶性)2.5~5g,75% 酒精 1000ml 加几滴冰醋酸至半透明状。

(四) 石蜡切片免疫组化步骤

1. 石蜡切片脱蜡 2 次,每次 10 分钟,至水。

2. PBS 洗 3 分钟 / 次,洗两次。

3. 过氧化氢抑制内源性过氧化物酶。

4. 进行必要的抗原修复。

5. PBS 洗 3 分钟 / 次,洗两次。

6. 滴加第一抗体室温 2 小时或 37℃ 1 小时或 4℃过夜。

7. PBS 洗 3 分钟 / 次,洗两次。

8. 滴加第一抗体酶复合物室温 20~30 分钟。

9. PBS 洗 3 分钟 / 次,洗两次。

10. DAB 显色。

11. 水洗终止显色。

12. 复染细胞核。

13. 分化水洗、返蓝水洗、脱水透明、封固。

(五) 标本脱水机工作程序表

附表 1　小标本日常工作程序(全自动脱水机)时间表

溶液	浓度(%)	时间设定(小时)	温度(℃)	P/V 循环	混合循环
中性甲醛	10	3	37	+	+
乙醇	80	1		−	−
乙醇	95	1		−	−
乙醇	95	1			+
乙醇	100	1		+	−
乙醇	100	1			

续表

溶液	浓度(%)	时间设定(小时)	温度(℃)	P/V循环	混合循环
乙醇	100	1		−	+
二甲苯		40		+	+
二甲苯		40		−	+
二甲苯		40		+	−
石蜡		1	58	−	−
石蜡		1	58	+	−
石蜡		1	58	−	−

附表2　大标本日常工作程序(全自动脱水机)时间表

溶液	浓度(%)	时间设定(小时)	温度(℃)	P/V循环	混合循环
中性甲醛	10	3	37	+	−
乙醇	80	1.5		−	−
乙醇	95	1.5		−	−
乙醇	95	2		−	+
乙醇	100	1.5		+	−
乙醇	100	1.5		−	−
乙醇	100	2.5		−	+
二甲苯		40		+	+
二甲苯		40		−	+
二甲苯		40		+	−
石蜡		1	58	−	−
石蜡		1	58	+	−
石蜡		1	58	−	−

附表3　半封闭式自动组织脱水机程序设置表

试剂	浓度(%)	温度(℃)	时间(小时)
中性甲醛	10		3
乙醇	80		1
乙醇	95		1
乙醇	95		2
乙醇	100		1
乙醇	100		1
乙醇	100		1
二甲苯			30
二甲苯			45
二甲苯			45
石蜡		60	1
石蜡		60	1

附录 4　常见子宫颈病变的病理诊断名称及描述

1. **阴性 / 炎症**　正常子宫颈鳞状上皮,慢性子宫颈炎,鳞状上皮化生,良性的子宫颈黏膜腺性病变,细胞学改变轻微不足以诊断鳞状上皮病变的黏膜上皮增生。

2. **低级别鳞状上皮内病变(LSIL)**　包括 CIN1、p16 染色阴性的 CIN2 级病变、HPV 感染所致的湿疣病变;病理形态特征如下:基底细胞增生和挖空细胞形成(koilocytosis),这些挖空细胞主要分布在上皮的上半部分,鳞状上皮上 2/3 有成熟现象,表浅层细胞一般为轻度异型性,上皮全层细胞可以出现核异型,但异型程度轻,核分裂象不多,主要局限在上皮的下 1/3~1/2 层面,罕见病理核分裂。免疫组化染色,多数病例 p16 阴性,部分病例可以呈现阳性,但阳性表达主要位于上皮的下 1/3 层面。

3. **高级别鳞状上皮内病变**　包括 p16 染色阳性的 CIN2、CIN3 以及以前旧命名的重度非典型增生和原位癌;病理形态特征如下:鳞状上皮上 1/2~1/3 有成熟现象或完全无成熟现象,上皮 1/2 到全层为异型细胞所替代,细胞核异型性明显,分裂象增多,常见病理核分裂,但上皮基底膜仍清晰。免疫组化染色,p16 呈弥漫连续性阳性,阳性表达层面 >1/2 以上。

4. **原位腺癌(AIS)**　其组织形态学特征为:子宫颈黏膜保持正常腺体结构,细胞学表现恶性的上皮细胞累及全部或部分黏膜表面或腺腔上皮,这些细胞核增大,染色质粗糙,有小的单个或多个核仁,核分裂活性增加,可有不同程度的细胞核复层。

5. **浅表(早期或微小)浸润癌(包括鳞状细胞癌和腺癌)**　限定标准为:鳞状细胞癌浸润间质深度小于 3mm,横向扩展范围在 7mm 以内;腺癌浸润间质深度小于 5mm,横向扩展范围在 7mm 以内。

6. **子宫颈浸润癌(包括鳞状细胞癌和腺癌)**　具体诊断分类命名及形态学表现按照 2014 版 WHO 分类进行。

7. **其他**　上述病理诊断内容不能涵盖的病变,如小细胞癌、肉瘤等按照 WHO 分类诊断命名。

附录 5　第 4 版(2014 年)子宫颈肿瘤分类

1. **上皮性肿瘤**

鳞状细胞肿瘤和前期病变

　　鳞状上皮内病变

　　　　低级别鳞状上皮病变

　　　　高级别鳞状上皮病变

　　鳞状细胞癌,非特殊类型

　　　　角化性

　　　　非角化性

　　　　乳头状

　　　　基底样

　　　　湿疣状

　　　　疣状

　　　　鳞状移行性

　　　　淋巴上皮瘤样

良性鳞状细胞病变

　　鳞状上皮化生

　　尖锐湿疣

　　鳞状乳头状瘤

　　移行上皮化生

腺性肿瘤及前期病变

　　原位腺癌

　　腺癌

　　　　子宫颈内膜性腺癌,普通型

　　　　黏液癌,非特殊类型

　　　　　胃型

　　　　　肠型

　　　　　印戒细胞型

　　　　　绒毛腺管状癌

　　　　　子宫内膜样癌

　　　　　透明细胞癌

浆液性癌

中肾癌

腺癌混合神经内分泌癌

良性腺性肿瘤和肿瘤样病变

子宫内膜息肉

米勒管（Mullerianl）乳头状瘤

潴留（Nabothian）囊肿

隧道样腺丛

微腺性增生

小叶状子宫颈内膜腺体增生

弥漫层状子宫颈内膜腺体增生

中肾管残件及增生

Arias-Stella 反应

子宫内膜异位症

输卵管子宫内膜化生

异位前列腺组织

其他上皮性肿瘤

腺鳞癌

毛玻璃癌

腺样基底细胞癌

腺样囊腺癌

未分化癌

神经内分泌肿瘤

低级别神经内分泌肿瘤

类癌

非典型类癌

高级别神经内分泌癌

小细胞神经内分泌癌

大细胞神经内分泌癌

2. 间叶肿瘤和肿瘤样病变

良性

平滑肌瘤

横纹肌瘤

其他

恶性

　　　　平滑肌肉瘤
　　　　横纹肌肉瘤
　　　　腺泡状软组织肉瘤
　　　　血管肉瘤
　　　　恶性外周神经鞘肿瘤
　　　　其他肉瘤
　　　　　　脂肪肉瘤
　　　　　　未分化子宫肉瘤
　　　　　　尤因（Ewing）肉瘤
　　肿瘤样病变
　　　　手术后梭形细胞结节
　　　　淋巴瘤样病变
　3. **混合性上皮和间叶肿瘤**
　　腺肌瘤
　　腺肉瘤
　　癌肉瘤
　4. **黑色素肿瘤**
　　蓝痣
　　恶性黑色素瘤
　5. **生殖细胞肿瘤**
　　卵黄囊瘤
　6. **淋巴及髓性肿瘤**
　　淋巴瘤
　　髓性肿瘤
　7. **继发性肿瘤**

参 考 文 献

1. IARC and WHO. GLOBOCAN 2012:Cervix uteri - Estimated incidence,all ages. 2014 [cited 2014 September 5];Available from:http://globocan.iarc.fr/old/summary_table_pop-html.asp?s election=39160&title=China&sex=2&type=0&window=1&sort=0&submit=%C2%A0Execute% C2%A0.

2. Shi JF,Canfell K,Lew JB,et al. The burden of cervical cancer in China:Synthesis of the evidence. International Journal of Cancer,2012(130):641-652.

3. 国家癌症中心 . 2013 年中国肿瘤登记年报 . 2013,国家癌症中心,国家卫生和计划生育委员会疾病预防控制局:北京 .

4. Clifford G,Franceschi S,Diaz M,et al. HPV type-distribution in women with and without cervical neoplastic diseases. Vaccine,2006,24(Journal Article):26-34.

5. Muñoz N,Bosch FX,de Sanjosé S,et al. Epidemiologic classification of human papillomavirus types associated with cervical cancer. The New England journal of medicine,2003,348(6): 518-527.

6. WHO. Human papillomavirus and HPV vaccines:technical information for policy-makers and health professionals. Geneva:WHO Press,2007.

7. Ho GY,Romney S,Burk RD,et al. Persistent genital human papillomavirus infection as a risk factor for persistent cervical dysplasia. Journal of the National Cancer Institute,1995,87(18): 1365-1371.

8. WHO. Comprehensive cervical cancer control A guide to essential practice. Geneva:WHO press,2006.

9. Bedford S. Cervical cancer:physiology,risk factors,vaccination and treatment. British journal of nursing(Mark Allen Publishing),2009,18(2):80-84.

10. Hildesheim A,Rodriguez AC,Helgesen K,et al. HPV co-factors related to the development of cervical cancer:results from a population-based study in Costa Rica. British Journal of Cancer,2001,84(9):1219-1226.

11. Luhn P,Zhang R,Wang S,et al. The role of co-factors in the progression from human papillomavirus infection to cervical cancer. Gynecologic oncology,2013,128(2):265.

12. Farhad A,Rainer K,Belaynew W. Understanding cervical cancer in the context of developing countries. Annals of Tropical Medicine and Public Health,2012,5(1):3.

13. Louie KS,Bosch FX,de Sanjose S,et al. Early age at first sexual intercourse and early pregnancy are risk factors for cervical cancer in developing countries. British Journal of

Cancer, 2009, 100 (7): 1191-1197.

14. Castle PE, Giuliano AR. Chapter 4: Genital tract infections, cervical inflammation, and antioxidant nutrients—assessing their roles as human papillomavirus cofactors. Journal of the National Cancer Institute, 2003, 31: 29-34.

15. Franco EL, Schlecht NF, Saslow D. The epidemiology of cervical cancer. Cancer journal (Sudbury, Mass.), 2003, 9 (5): 348-359.

16. Glade MJ, Food, nutrition, and the prevention of cancer: a global perspective. American Institute for Cancer Research/World Cancer Research Fund, American Institute for Cancer Research, 1997. Nutrition (Burbank, Los Angeles County, Calif.), 1999, 15 (6): 523.

17. Haverkos HW, Soon G, Steckley, Stacey L, et al. Cigarette smoking and cervical cancer: Part I: a meta-analysis. Biomedicine & Pharmacotherapy, 2003, 57 (2): 67-77.

18. Giuliano AR, Sedjo RL, Roe DJ, et al. Clearance of Oncogenic Human Papillomavirus (HPV) Infection: Effect of Smoking (United States). Cancer Causes & Control, 2002, 13 (9): 839-846.

19. McCormish E. Cervical cancer: who's at risk? Nursing for women's health, 2011, 15 (6): 476.

20. Liu Y, Xu LZ. Meta-analysis of association between GSTM1 gene polymorphism and cervical cancer. Asian Pacific journal of tropical medicine, 2012, 5 (6): 480-484.

21. Arrossi S, Matos E, Zengarini N, et al. The socio-economic impact of cervical cancer on patients and their families in Argentina, and its influence on radiotherapy compliance. Results from a cross-sectional study. Gynecologic oncology, 2007, 105 (2): 335-340.

22. Thulaseedharan JV, Malila N, Hakama M, et al. Effect of screening on the risk estimates of socio demographic factors on cervical cancer-a large cohort study from rural India. Asian Pacific journal of cancer prevention, 2013, 14 (1): 589-594.

23. IARC. IARC Handbooks of Cancer Prevention. Oxford: Oxford University Press, 2005.

24. WHO. Cervical cancer, human papillomavirus (HPV), and HPV vaccines Key points for policy-makers and health professionals. Geneva: WHO Press, 2007.

25. WHO. WHO guidance note: Comprehensive cervical cancer prevention and control: a healthier future for girls and women. Geneva: WHO Press, 2013.

26. 中华人民共和国国务院. 中国妇女发展纲要(2011—2020 年). 北京. 2011.

27. Murillo R, Wiesner C, Cendales R, et al. Comprehensive evaluation of cervical cancer screening programs: the case of Colombia. Salud pública de México, 2011, 53 (6): 469.

28. WHO, PAHO. Monitoring national cervical cancer prevention and control programmes: quality control and quality assurance for visual inspection with acetic acid (VIA)-based programmes. Geneva: WHO press, 2013.

29. Basu P, Majid M. Cervical cancer screening program of Bangladesh: evaluation & formulation of quality assurance standards & guidelines. 2008.

30. Sankaranarayanan R, Basu P, Wesley RS, et al. Accuracy of visual screening for cervical neoplasia: Results from an IARC multicentre study in India and Africa. International Journal of Cancer, 2004, 110 (6): 907-913.

31. Zhao FH, Lin MJ, Chen F, et al. Performance of high-risk human papillomavirus DNA testing as a primary screen for cervical cancer: a pooled analysis of individual patient data from 17 population-based studies from China. LANCET ONCOLOGY, 2010, 11 (12): 1160-1171.

32. Arbyn M, Anttila A, Jordan J, et al. European Guidelines for Quality Assurance in Cervical Cancer Screening. Second edition—summary document. Annals of oncology: official journal of the European Society for Medical Oncology / ESMO, 2010, 21 (3): 448-458.

33. Davey DD, Neal MH, Wilbur DC, et al. Bethesda 2001 implementation and reporting rates: 2003 practices of participants in the College of American Pathologists Interlaboratory Comparison Program in Cervicovaginal Cytology. Arch Pathol Lab Med, 2004, 128: 1224-1229.

34. Castle PE, Sideri M, Jeronimo J, et al. Risk assessment to guide the prevention of cervical cancer. J Low Genit Tract Dis, 2008, 12: 1-7.

35. Pan QJ, Hu SY, Zhang X. Pooled Analysis of Performance of Liquid Based Cytology in Population-Based Cervical Cancer Screening Studies in China. Cancer Cytopathol, 2013, 121 (9): 473-82.

36. Pan QJ, Hu SY, Guo HQ. Liquid-based cytology and human papillomavirus testing: A pooled analysis using the data from 13 population-based cervical cancer screening studies from China. Gynecologic Oncology, 2014, 133: 172-179.

37. Solomon D, Wright JT, Young N, et al. The 2001 Bethesda System: terminology for reporting results of cervical cytology, in JAMA: the journal of the American Medical Association. AMER MEDICAL ASSOC: United States, 2002: 2114-2119.

38. Nayar R, Wilbur DC. The Pap test and Bethesda 2014. Cancer Cytopathology, 2015, 123 (5): 271-281.

39. Zhao F-H, Lewkowitz AK, Hu S-Y, et al. Prevalence of human papillomavirus and cervical intraepithelial neoplasia in China: a pooled analysis of 17 population-based studies. International journal of cancer.Journal international du cancer, 2012, 131 (12): 2929-2938.

40. Moyer VA. Screening for Cervical cancer: US Preventive Services Task Force Recommendation Statement. Ann Intern Med, 2012, 156: 880-891, W312.

41. Saslow D, Solomon D, Lawson H. American Cancer Society, American Society for Colposcopy and Cervical Pathology, and American Society for Clinical Pathology screening guidelines for the prevention and early detection of cervical cancer. CA Cancer J Clin, 2012, 62: 147-172.

42. Rengaswamy Sankaranarayanan, Nene BM, Shastri SS, et al. *HPV Screening for Cervical Cancer in Rural India*. The New England Journal of Medicine, 2009, 360: 1385-1394.

43. Moy LM, Zhao F-H, Li L-Y, et al. *Human papillomavirus testing and cervical cytology in primary screening for cervical cancer among women in rural China: comparison of sensitivity, specificity, and frequency of referral*. International Journal of Cancer, 2010, 127: 646-656.

44. You-lin Qiao, John W Sellors, Paul S Eder, et al. *A new HPV DNA test for cervical-cancer screening in developing regions: a cross-sectional study of clinical accuracy in rural China*. Lancet Oncol, 2008, 9: 929-936.

45. IARC, WHO. GLOBOCAN 2012: Estimated Cancer Incidence, Mortality and Prevalence Worldwide in 2012. 2014 [cited 2014 September 5]; Available from: http://globocan.iarc.fr/Pages/fact_sheets_cancer.aspx? cancer=cervix.

58检